三尖瓣疾病：
评估与管理综合指南

Tricuspid Valve Disease:
A Comprehensive Guide to Evaluation and Management

原著主编：［美］汉西·马特利尔（Hansie Mathelier）

［美］斯科特·M. 利利（Scott M. Lilly）

［美］萨提亚·斯里尼瓦斯（Satya Shreenivas）

主　　译：马　量　李伟栋　名誉主译：潘湘斌　魏　来

副 主 译：徐鸿飞　　　　　主　　审：倪一鸣

ZHEJIANG UNIVERSITY PRESS
浙江大学出版社
·杭州·

图书在版编目（CIP）数据

三尖瓣疾病：评估与管理综合指南 /（美）汉西·
马特利尔（Hansie Mathelier），（美）斯科特·M. 利利
（Scott M. Lilly），（美）萨提亚·斯里尼瓦斯
（Satya Shreenivas）主编；马量，李伟栋主译.
杭州：浙江大学出版社，2025. 5. -- ISBN 978-7-308
-25942-2

Ⅰ. R542.505-62

中国国家版本馆 CIP 数据核字第 2025ZW6617 号

浙江省版权局著作权合同登记图字：11-2024-471 号
First published in English under the title
Tricuspid Valve Disease: A Comprehensive Guide to Evaluation and Management
edited by Hansie Mathelier, Scott M. Lilly and Satya Shreenivas
Copyright © Springer Nature Switzerland AG, 2022
This edition has been translated and published under licence from
Springer Nature Switzerland AG.

三尖瓣疾病：评估与管理综合指南

原著主编： ［美］汉西·马特利尔（Hansie Mathelier）
　　　　　 ［美］斯科特·M. 利利（Scott M. Lilly）
　　　　　 ［美］萨提亚·斯里尼瓦斯（Satya Shreenivas）

主　　译： 马　量　李伟栋　　　　名誉主译： 潘湘斌　魏　来
副 主 译： 徐鸿飞　　　　　　　　主　　审： 倪一鸣

责任编辑　张　鸽　殷晓彤
责任校对　季　峥
封面设计　黄晓意
出版发行　浙江大学出版社
　　　　　（杭州市天目山路 148 号　邮政编码 310007）
　　　　　（网址：http://www.zjupress.com）
排　　版　杭州立飞图文制作有限公司
印　　刷　浙江省邮电印刷股份有限公司
开　　本　710mm×1000mm　1/16
印　　张　13.75
字　　数　200 千
版 印 次　2025 年 5 月第 1 版　2025 年 5 月第 1 次印刷
书　　号　ISBN 978-7-308-25942-2
定　　价　168.00 元

贡献者

Christiane Abouzeid，医学博士，心脏科，美国加州大学旧金山分校，美国加州旧金山

Zakariya Albinmousa，医学博士，心脏病科，苏丹王子心脏中心，沙特阿拉伯利雅得

Sophia L. Alexis，医学博士，心血管外科，西奈山医院，美国纽约

Tarek Alsaied，医学博士，心脏研究所，匹兹堡儿童医院，匹兹堡大学医学院，美国宾夕法尼亚州匹兹堡

Khalifa Ashmeik，医学博士，心脏病科，苏丹王子心脏中心，沙特阿拉伯利雅得

Thomas J. Atchison，医学博士，心脏病科，俄亥俄州立大学，美国俄亥俄州哥伦布

Curtis S. Bergquist，医学博士，心脏外科，密歇根大学，美国密歇根州安娜堡

Amber Berning，医学博士，病理科，科罗拉多大学医院安舒茨医学院，美国科罗拉多州奥罗拉

Michael Biersmith，医学博士，心血管内科，俄亥俄州立大学韦克斯纳医学中心，美国俄亥俄州哥伦布

Steven F. Bolling，医学博士，多学科二尖瓣门诊，密歇根大学医院，美国密歇根州安娜堡

Laurie Bossory，医学博士，心血管内科，俄亥俄州立大学韦克斯纳医学中心，美国俄亥俄州哥伦布

Alexander A. Brescia，医学博士，心脏外科硕士，密歇根大学，美国密歇根州安娜堡

Marcus Ryan Burns，瓣膜和结构性心脏病 DNP 中心，阿博特西北医院阿利纳健康部明尼阿波利斯心脏研究所，美国明尼苏达州明尼阿波利斯

Neel M. Butala，医学博士，MBA，心脏病科医学部，美国马萨诸塞州波士顿总医院，美国马萨诸塞州波士顿

James D. Chang，医学博士，心血管科，贝斯以色列女执事医疗中心，美国马萨诸塞州波士顿

Suparna C. Clasen，医学博士，MSCE，内科，心脏病科，印第安纳大学，美国印第安纳波利斯

Charles J. Davidson 医学博士，医学系，西北大学范伯格医学院，美国伊利诺斯州芝加哥

Laura J. Davidson，医学博士，医学系，西北大学范伯格医学院，美国伊利诺斯州芝加哥

Sammy Elmariah，医学博士，公共卫生硕士，介入心脏病学研究，内科，心脏病科，马萨诸塞州总医院，美国马萨诸塞州波士顿

Sitaramesh Emani，医学博士，心脏病科，俄亥俄州立大学，美国俄亥俄州哥伦布

Thura T. Harfi，医学博士，公共卫生硕士，医学系，俄亥俄州立大学韦克斯纳医学中心，美国俄亥俄州哥伦布

James N. Kirkpatrick，医学博士，心脏病科，伦理咨询服务中心，华盛顿大学医学中心，华盛顿大学，美国华盛顿州西雅图

Lavanya Kondapalli，医学博士，内科，心内科，科罗拉多大学安舒茨医学院，美国科罗拉多州奥罗拉

Wojciech Mazur，医学博士，基督医院健康网络，美国俄亥俄州辛辛那提

Rhonda Miyasaka，心血管医学，克利夫兰诊所基金会，美国俄亥俄州克利夫兰

Donya Mohebali，医学博士，心脏病科，贝斯以色列女执事医疗中心，美国马萨诸塞州波士顿

Thuy D. Nguyen，医学博士，心脏病学系，加州大学旧金山分校，美国加州旧金山

Cassady Palmer，ACS，RDCS，RDMS，FASE，基督医院健康网络，美国俄亥俄州辛辛那提

Andrew S. Perry，医学博士，医学系，华盛顿大学医学中心，美国华盛顿州西雅图

Atif N. Qasim，医学博士，MSCE，心脏科，医学系，加州大学旧金山分校，美国加州旧金山

Sondos Samargandy，医学博士，心脏病科，苏丹王子心脏中心，沙特阿拉伯利雅得

Aditya Sengupta，医学博士，心血管外科，西奈山医院，美国纽约州纽约

Aijaz Shah，医学博士，心脏病科，苏丹王子心脏中心，沙特阿拉伯利雅得

Gilbert H. L. Tang，医学博士，硕士，工商管理硕士，心血管外科，西奈山医院，美国纽约州纽约

Michael D. Taylor，医学博士，心脏研究所，辛辛那提儿童医院医学中心，辛辛那提大学医学院，美国俄亥俄州辛辛那提

Justin T. Tretter，医学博士，心脏研究所，辛辛那提儿童医院医学中心，辛辛那提大学医学院，美国俄亥俄州辛辛那提

Vien T. Truong，医学博士，林德纳研究中心，基督医院健康网络，美国俄亥俄州辛辛那提

Lindsey Trutter，心脏病学，俄亥俄州立大学，美国俄亥俄州哥伦布

Saurav Uppal，威克斯纳大学医学中心，美国俄亥俄州哥伦布

Tessa M. F. Watt，医学博士，心脏外科硕士，密歇根大学，美国密歇根州安娜堡

Aaron M. Williams，医学博士，心脏外科，密歇根大学，美国密歇根州安娜堡

Jonathan M. Wong，医学博士，心脏科，加州大学旧金山分校，美国加州旧金山

Janet Fredal Wyman，DNP 结构性心脏病临床服务，心血管医学科，亨利福特健康系统，美国密歇根州底特律

《 三尖瓣疾病：评估与管理综合指南 》

Tricuspid Valve Disease:
A Comprehensive Guide to Evaluation and Management

译 委 会

原著主编：［美］汉西·马特利尔（Hansie Mathelier）

　　　　　［美］斯科特·M. 利利（Scott M. Lilly）

　　　　　［美］萨提亚·斯里尼瓦斯（Satya Shreenivas）

主　　译：马　量　李伟栋　名誉主译：潘湘斌　魏　来

副 主 译：徐鸿飞　　　　　主　审：倪一鸣

译者名单：倪一鸣　浙江大学医学院附属第一医院

　　　　　马　量　浙江大学医学院附属第一医院

　　　　　李伟栋　浙江大学医学院附属第一医院

　　　　　徐鸿飞　浙江大学医学院附属第一医院

　　　　　何凤璞　浙江大学医学院附属第一医院

　　　　　田　啸　浙江大学医学院附属第一医院

　　　　　李昊洋　浙江大学医学院附属第一医院

　　　　　王　桢　浙江大学医学院附属第一医院

　　　　　赵海格　浙江大学医学院附属第一医院

　　　　　吴胜军　浙江大学医学院附属第一医院

　　　　　滕　鹏　浙江大学医学院附属第一医院

　　　　　郭晓纲　浙江大学医学院附属第一医院

　　　　　周逸蒋　浙江大学医学院附属第一医院

　　　　　牟　芸　浙江大学医学院附属第一医院

　　　　　袁　帅　浙江大学医学院附属第一医院

　　　　　潘湘斌　中国医学科学院阜外医院

　　　　　谢涌泉　中国医学科学院阜外医院

　　　　　王首正　中国医学科学院阜外医院

　　　　　朱　达　云南省阜外心血管病医院

　　　　　魏　来　复旦大学附属中山医院

　　　　　傅广国　复旦大学附属中山医院

序 一

心血管疾病是威胁人类健康的"头号杀手"，我国心血管疾病的患病率仍处于上升阶段。随着人口老龄化，心血管疾病的疾病谱也在发生着变化，年龄相关的退行性病变，例如心脏瓣膜疾病等结构性心脏病，在近 10 年受到了医生和学者的广泛关注。

过去限于检查技术和治疗手段，加之三尖瓣病变起病相对隐匿，三尖瓣疾病的诊断与治疗很容易被忽略。患者通常在出现严重的右侧心力衰竭、肺动脉高压等症状时，才到医院就诊。而临床研究表明，三尖瓣疾病对患者的预后有着重要的影响。随着检查技术的进步和治疗手段的创新，三尖瓣疾病的诊断与治疗进入高速发展的快车道。

有关三尖瓣疾病的专著在国内外尚稀缺，因此我们将 *Tricuspid Valve Disease: A Comprehensive Guide to Evaluation and Management*（《三尖瓣疾病：评估与管理综合指南》）一书翻译引入国内，旨在提高我国心外科医生，尤其是年轻医生的三尖瓣病变诊疗理念和技术水平。该专著汇集了三尖瓣疾病的最新研究成果与治疗方法，涵盖了从胚胎发育到影像评估、从开放手术到介入治疗的广泛内容，对三尖瓣疾病进行了系统且深入的解析。期待中译本《三尖瓣疾病：评估与管理综合指南》的出版能为广大医生提供丰富的知识资源，为患者带来福音。

本书由各位临床专家通力合作，在繁忙工作之余完成翻译、校对工作。在此，我们对译者表示衷心的感谢。

胡盛寿　中国工程院院士

目　录

有关本书的视频请参见 Springer 相应网站。

▶ 第一部分 ◀

三尖瓣基础知识

第 1 章

三尖瓣的解剖学

Neel M. Butala, Sammy Elmariah

◎ 引 言

　　三尖瓣的解剖结构复杂且多变。充分理解三尖瓣的发育、关键组成部分及其毗邻结构，对于理解三尖瓣疾病的病理生理学及其可能的临床管理策略是至关重要的。本章将回顾三尖瓣的胚胎学知识，并详细讨论三尖瓣的关键组成部分——三尖瓣瓣叶、三尖瓣瓣环和三尖瓣的张力装置，随后回顾临床相关的三尖瓣毗邻结构，及其对三尖瓣手术干预的解剖学意义。

◎ 三尖瓣胚胎学

　　心脏最初是一个原基纵行管状结构，逐渐发展成一个共同的房室管。起初，右房室管没有直接与右心室相连，但右心室心肌的扩展和重塑使右房室管通过一个被称为"三尖瓣沟"的肌性通道与右心室连续，这条肌性通道位于房室管下游[1]。一圈特化的房室心肌生长并向腔内隆起环绕房室管，形成心内膜垫。心内膜垫是松散的网状成纤维组织，主要由间充质内皮下组织构成[2]。房室心肌在房室管两侧隆起，形成右侧壁和左侧壁心内膜垫。同期，在房室管的前壁（腹侧）和后壁（背侧）上形成前侧壁和后侧壁心内膜垫。随着房室管的生长和拉直，前后内膜垫向内生长，互相融合,将共同的房室管分隔为独立的二尖瓣瓣孔和三尖瓣瓣孔（图 1.1）。

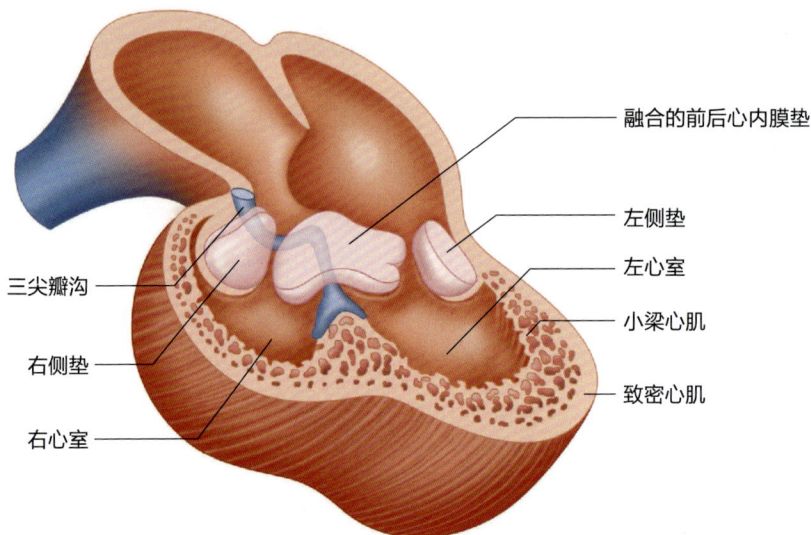

图 1.1　右心室流入道的形成。右心室心肌重塑并变成三尖瓣沟，形成右心室入口。同时，房室管心内膜垫融合形成下间隔，并将房室管分隔为两个独立的开口

　　原始的三尖瓣沟由右侧壁、后侧壁和前侧壁心内膜垫以及其下侧的心室心肌构成[1]。右侧壁心内膜垫形成三尖瓣的后叶，后侧壁心内膜垫的右半部分形成三尖瓣的隔叶[3]。三尖瓣的前叶由前侧壁心内膜垫的右半部分和右侧壁心内膜垫共同形成[1]。三尖瓣组织最终由均匀的内膜垫组织和相邻的心室心肌组织构成，心内膜垫组织位于心房侧，心肌组织位于心室侧，确保三尖瓣组织与瓣下张力装置的连续性。

　　三尖瓣瓣叶的形成通过增殖、扩展、融合和脱落来完成（图 1.2）[3]。首先，紧靠房室垫下方的心肌细胞增殖、扩展并向内延伸这部分房室垫。然后，这部分房室垫和相邻的心肌组织分化成纤维细胞，融合成较薄的纤维组织。随后，组织间形成窗孔并聚合，导致房室心肌组织在房室垫的中部从心肌壁上脱落，仅在头侧和尾侧附着。最终，在房室垫的尾部形成更多窗孔，产生独立的乳头肌和腱索。

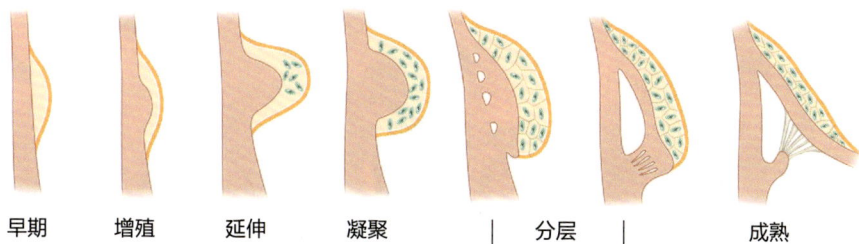

| 早期 | 增殖 | 延伸 | 凝聚 | 分层 | | 成熟 |

图 1.2　三尖瓣瓣叶的形成。三尖瓣瓣叶形成各阶段示意（粉红色的组织代表心室心肌；
　　　　黄色的组织代表心内膜垫）

在融合过程中，每个个体的心室小梁组织具有独特的血流动力学和空间整合的过程，这可能是形成独特的三尖瓣瓣叶结构的原因 [4]，病理性的三尖瓣病变也是如此。例如，Ebstein 畸形是由下叶和隔叶未能从右心室入口壁上脱落所致的 [5]。

在妊娠约 51 天时，可以观察到明显的房室连接。在妊娠约 56 天时，由于心内膜垫融合，可以观察到独立的房室瓣 [6]，瓣叶起初较厚；但在妊娠约 64 天时，瓣叶变薄，外观更成熟。

◎ 三尖瓣瓣叶

大多数患者的三尖瓣由二个瓣叶组成。虽然业内对于瓣间联合和瓣叶范围缺乏统一的定义 [7]，但有相当一部分患者的三尖瓣不是由三个瓣叶组成的 [4]。然而，无论瓣叶数量如何，三尖瓣瓣叶以幕状形式围绕排列，将右心房与右心室分隔开。

传统上，三尖瓣由三个瓣叶组成，分别称为前瓣、后瓣和隔瓣，其大小不一（图 1.3）。其中，前瓣体积最大，方向为前上方。前瓣在径向上最长，在瓣环前侧与外侧的周向长度也较大。前瓣偶尔可见切迹，表面上似乎可将瓣叶划分为若干部分，但这些切迹通常缺乏典型连合处所具备的深度及扇形腱索附着特征 [7]。

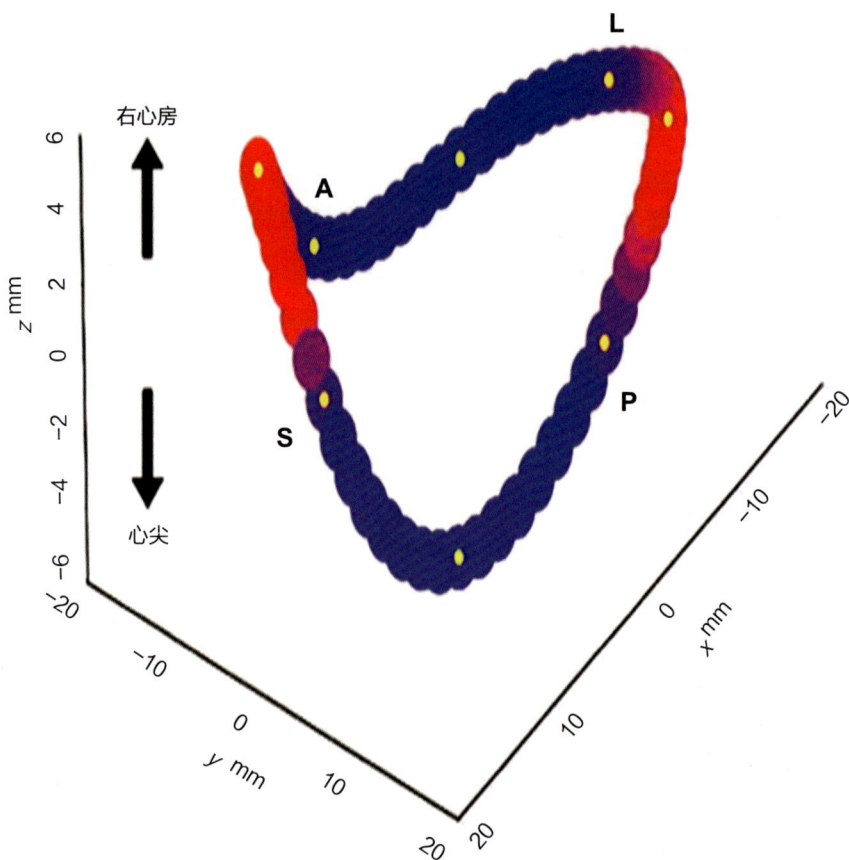

图 1.5　重建的三尖瓣瓣环形状，这是基于健康受试者在三尖瓣瓣环面积最小时的平均数据构建的。正向的 x-y-z 轴分别表示膈膜、后壁和右心房的方向。黄点显示基于人工标记三尖瓣瓣环位置的平均值。重建的三尖瓣瓣环空间位置用颜色标记，红色渐变区域表示三尖瓣瓣环位于最佳平面上方凸向右心房侧，蓝色渐变区域表示三尖瓣瓣环位于最佳平面下方凸向心尖部。A：anterior，前侧；L：lateral，外侧；P：posterior，后侧；S：septum，隔侧 [转载自 Fukuda 等 [12]，版权（2006），已获 Wolters Kluwer Health 授权许可]

　　三尖瓣瓣环本质上是由纤维脂肪组织组成的三尖瓣瓣叶铰链线的汇合点，这些组织将右心房与右心室电绝缘 [14]，瓣环不含有大量纤维组织，与相应的瓣膜组织的纤维也没有连续性 [15]，这些特征不同于二尖瓣瓣环。从组织学上看，瓣叶中的结缔组织与心内膜下组织连接，或与心室中的小部分结缔组织连接 [7]。在隔瓣部分，瓣叶的结缔组织直接与室间隔膜部相融合。

◎ 三尖瓣张力装置

三尖瓣通过乳头肌和腱索与右心室相连，这些结构共同构成三尖瓣的张力装置（图 1.6）。瓣叶组织的附着部位不定，包括大型单独的乳头肌、小型发育不全的乳头肌，或者直接连接右心室壁。

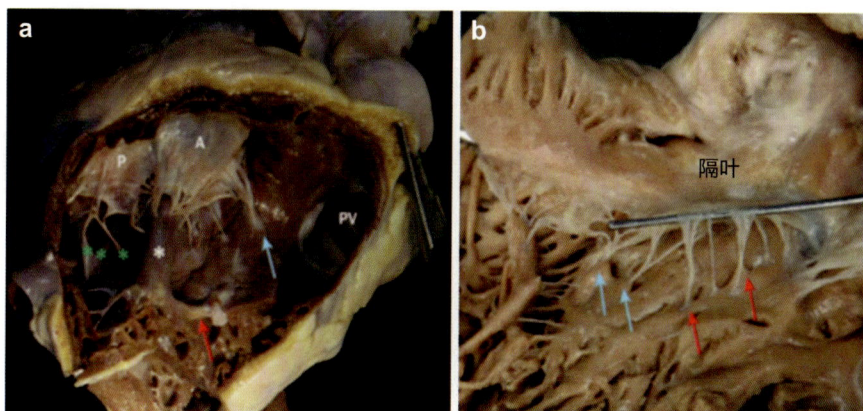

图 1.6　三尖瓣张力装置。（a）典型的三尖瓣乳头肌分布图。前乳头肌常规附着靶点（白色星号所示）为前叶和后叶提供腱索支撑。调节束（红色箭头所示）常与前乳头肌相连。后乳头肌常为双头或三头（绿色星号所示），并为后叶和隔叶提供腱索支持。隔叶乳头肌位置不定（蓝色箭头所示）。（b）与室间隔乳头肌相连的隔叶腱索（蓝色箭头所示），及与室间隔心肌直接相连的隔叶腱索（红色箭头所示）。A：anterior leaflet，前叶；P：posterior leaflet，后叶 [转载自 Dahou 等 [10]，版权（2019），已获 Elsevier 授权许可]

主要的乳头肌通常有三个，但这个数量可以有很大差异 [4, 14, 16]。前乳头肌是最大的，连接前叶和后叶。前乳头肌有时可以是双分叉的或多个分叉的。后乳头肌通常有多个头部，连接隔叶和后叶。隔瓣乳头肌通常发育不全，甚至在许多情况下可能不存在或存在多个隔瓣乳头肌。

腱索将瓣叶连接到乳头肌，腱索通常起源于乳头肌的顶端 1/3，并在起源后不久分支。辅助腱索也可以直接从瓣叶组织连接到右心室游离壁、室间隔或调节束。还存在不连接瓣叶组织的腱索（"假腱索"），通常连接至心室壁或乳头肌上。

三尖瓣的腱索有五种不同类型：扇形腱索、粗糙带腱索、基底腱索、游离缘腱索和深腱索[7]。扇形腱索附着于瓣叶交界和后叶的瓣裂部位，其分支之间可能有丝状连接，形成蕾丝样结构。粗糙带腱索在起源后很快分为三个组支，附着于每个瓣叶的粗糙带，包括瓣叶游离缘、对合缘以及两者之间。基底腱索直接附着在心室壁上。游离缘腱索通常较长，呈三角形插入瓣叶的游离缘。深腱索也较长，穿过瓣叶的游离缘，插入粗糙带的上部或透明带，提供第二级腱索的附着。

不同个体的三尖瓣腱索数量差异明显。一项研究显示，腱索数量从17根到36根不等[7]。三尖瓣腱索由80%的胶原蛋白组成，形成根状和纤维网状结构，其延展性小于二尖瓣腱索[17]。

◎ 毗邻结构

了解三尖瓣毗邻的解剖结构可以更好地理解三尖瓣疾病的病理特点以及潜在的治疗方案（图1.7）。

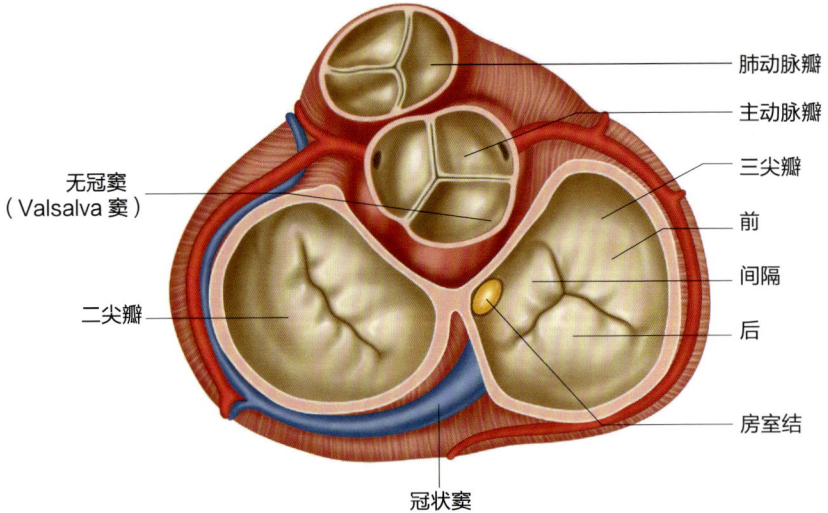

图 1.7　三尖瓣的毗邻结构

无冠窦是一个特别重要的临床标志，紧邻三尖瓣瓣环，标志着前叶与隔叶的交界处。此外，冠状静脉窦的开口位于三尖瓣瓣环的下方，标志着后叶与隔叶的交界处。

房室结和希氏束也是紧邻三尖瓣的临床重要相关结构。希氏束穿过隔叶附着点，距前叶和隔叶交界处 3 ~ 5mm[10]。另外，三尖瓣峡部的缓慢传导区在解剖上也很重要，位于下腔静脉前内侧与三尖瓣后外侧之间[18]。

右冠状动脉也紧邻三尖瓣。右冠状动脉走行于房室沟，与三尖瓣瓣环的位置大致一致。然而，右冠状动脉的起始位置相对于瓣环较远，随着其前行逐渐靠近心内膜。右冠状动脉在下段特别靠近瓣环，距离心内膜表面不到 3mm[19]。

上下腔静脉汇入右心房，在三尖瓣的解剖上也很重要。下腔静脉由双侧髂总静脉在腹膜后汇合而成，沿脊柱右侧走行。上腔静脉由双侧头臂静脉汇合而成，沿右中纵隔走行。

◎ 三尖瓣干预的意义

综上所述，三尖瓣许多解剖特征在考虑手术或经导管干预治疗三尖瓣病变时很重要，尤其在与二尖瓣解剖和干预进行比较时。

三尖瓣在心脏中相对靠前的位置可能使经食管超声心动图引导的手术操作变得更具挑战性。在某些情况下，可能需要使用经胸超声心动图或经心内超声心动图作为辅助或替代手段，以获得高质量的图像[20]。

三尖瓣瓣叶具有独特性，使得三尖瓣干预处理变得更具有挑战性。与二尖瓣相比，三尖瓣瓣叶更薄，这使得将装置锚定在瓣叶上较困难，并且在操作过程中更易造成瓣叶损伤。尤其在使用经导管瓣叶夹持装置治疗三尖瓣反流时，这可能成为一个重要的问题，因为瓣叶撕裂可能使三尖瓣反流变得更严重。

三尖瓣瓣环也具有独特性，因此三尖瓣干预也较困难。首先，三尖瓣瓣环缺乏明确的纤维环或环钙化，因此较难在透视下进行瓣环定位以及完全将瓣膜植入环中。其次，瓣环的三维解剖结构复杂，很难制造出模仿正常三尖瓣瓣环的成形环装置。再者，与二尖瓣相比，三尖瓣的开口较大，这对瓣环成形装置如何解决较大的对合间隙问题提出了巨大的挑战，可能会留下残余的反流。最后，瓣环成形装置的设计需考虑到瓣环尺寸在心动周期中的变化特点[10]。

三尖瓣张力装置的复杂性和多样性也对三尖瓣干预提出了独特的挑战。腱索结构复杂，使得经导管装置的操作变得困难。这对于试图将装置固定在瓣叶尖端的情况尤为重要，因为大多数腱索插入此处，腱索缠绕的风险很高，可能导致装置回撤困难或腱索断裂，从而加重三尖瓣反流。三尖瓣的腱索组织比二尖瓣薄，更易受损伤。另外，如果心室壁两个点之间存在假腱索，则会进一步增加右心室中装置缠绕的风险。

三尖瓣毗邻结构的解剖学特点对三尖瓣干预也有影响。在对靠近前隔瓣交界的三尖瓣瓣环的装置进行操作时，有可能穿透主动脉。此外，在对靠近瓣环隔侧的装置进行操作时，有可能压迫房室结或希氏束，导致完全性心脏传导阻滞。进一步而言，在对瓣环下侧的装置进行操作时，尤其可能伤及右冠状动脉。

相比于二尖瓣，对三尖瓣的某些干预更为容易，因为上下腔静脉较大且容易扩张，经导管治疗无须经房间隔穿刺。然而，为二尖瓣设计的经房间隔输送装置可能无法以合适的角度到达三尖瓣。此外，由于右心室壁较薄，尤其在三尖瓣反流导致右心室扩大的患者中，右心室的经心尖通路可能更具有挑战性[20]。

最后，因为三尖瓣与肺动脉瓣之间没有任何连续性，所以流出道阻塞的发生风险较低；但在二尖瓣干预中，流出道阻塞的风险还需要重点关注。

◎ 总 结

通过仔细回顾三尖瓣的形成和发育、各部分独特的解剖结构及其与毗邻结构的关系，能够充分理解三尖瓣的复杂性和独特形态。这些知识可以作为评估三尖瓣的临床、血流动力学和多模态成像以及当前和未来三尖瓣疾病治疗策略的基础。

参考文献

[1]Lamers WH, Viragh S, Wessels A, et al. Formation of the tricuspid valve in the human heart. Circulation, 1995, 91(1): 111-121.

[2] Grant RP. The embryology of ventricular flow pathways in man. Circulation, 1962, 25: 756-779.

[3] Butcher JT, Markwald RR. Valvulogenesis: The moving target. Philos Trans R Soc Lond Ser B Biol Sci, 2007, 362(1484): 1489-1503.

[4] Wafae N, Hayashi H, Gerola LR, et al. Anatomical study of the human tricuspid valve. Surg Radiol Anat, 1990, 12(1): 37-41.

[5] Kanani M, Moorman AF, Cook AC, et al. Development of the atrioventricular valves: Clinicomorphological correlations. Ann Thorac Surg, 2005, 79(5): 1797-1804.

[6] Dhanantwari P, Lee E, Krishnan A, et al. Human cardiac development in the first trimester: A high-resolution magnetic resonance imaging and episcopic fluorescence image capture atlas. Circulation, 2009, 120(4): 343-351.

[7] Silver MD, Lam JH, Ranganathan N, et al. Morphology of the human tricuspid valve. Circulation, 1971, 43(3): 333-348.

[8] Victor S, Nayak VM. The tricuspid valve is bicuspid. J Heart Valve Dis, 1994, 3(1): 27-36.

[9] Sutton JP 3rd, Ho SY, Vogel M, et al. Is the morphologically right atrioventricular valve tricuspid? J Heart Valve Dis, 1995, 4(6): 571-575.

[10] Dahou A, Levin D, Reisman M, et al. Anatomy and physiology of the tricuspid valve. JACC Cardiovasc Imaging, 2019, 12(3): 458-468.

[11] Hahn RT. State-of-the-art review of echocardiographic imaging in the evaluation and treatment of functional tricuspid regurgitation. Circ Cardiovasc Imaging, 2016, 9(12): e005332.

[12] Fukuda S, Saracino G, Matsumura Y, et al. Three-dimensional geometry of the tricuspid annulus in healthy subjects and in patients with functional tricuspid regurgitation: A real-time, 3-dimensional echocardiographic study. Circulation, 2006, 114(1_supplement): I492-I498.

[13] Yiwu L, Yingchun C, Jianqun Z, et al. Exact quantitative selective annuloplasty of the tricuspid valve. J Thorac Cardiovasc Surg, 2001, 122(3): 611-614.

[14] Tretter JT, Sarwark AE, Anderson RH, et al. Assessment of the anatomical variation to be found in the normal tricuspid valve. Clin Anat (New York, NY), 2016, 29(3): 399-407.

[15] Messer S, Moseley E, Marinescu M, et al. Histologic analysis of the right atrioventricular junction in the adult human heart. J Heart Valve Dis, 2012, 21(3): 368-373.

[16] Nigri GR, Di Dio LJ, et al. Papillary muscles and tendinous cords of the right ventricle of the human heart: Morphological characteristics. Surg Radiol Anat, 2001, 23(1): 45-49.

[17] Lim KO. Mechanical properties and ultrastructure of normal human tricuspid valve chordae tendineae. Jpn J Physiol, 1980, 30(3): 455-464.

[18] Cabrera JA, Sanchez-quintana D, Yen HOS, et al. The architecture of the atrial musculature between the orifice of the inferior caval vein and the tricuspid valve: The anatomy of the isthmus. J Cardiovasc Electrophysiol, 1998, 11(9): 1186-1195.

[19] Ueda A, McCarthy KP, Sanchez-Quintana D, et al. Right atrial appendage and vestibule: Further anatomical insights with implications for invasive electrophysiology. Europace, 2013, 15(5): 728-734.

[20] Pozzoli A, Zuber M, Reisman M, et al. Comparative anatomy of mitral and tricuspid valve: What can the Interventionlist learn from the surgeon. Front Cardiovasc Med, 2018, 5: 80.

第 2 章

三尖瓣反流和狭窄的流行病学、病理生理学及疾病自然史

James N. Kirkpatrick, Andrew S. Perry

◎ 三尖瓣反流的流行病学

三尖瓣反流（tricuspid regurgitation, TR）很常见。在一项有 3589 人（1696 名男性和 1893 名女性）参与的 Framingham 研究中，82.0% 的男性和 85.7% 的女性存在不同程度的三尖瓣反流[1]。然而，只有 14.8% 的男性和 18.4% 的女性有轻度或以上的三尖瓣反流，这表明微量（或生理性）三尖瓣反流在正常心脏中很常见。21 世纪初，美国约有 160 万人患有中度到重度三尖瓣反流[2]。

大多数三尖瓣反流（占比 > 80%）是继发性或功能性的。任何导致右心室容量和（或）压力超负荷的过程都可能导致三尖瓣瓣坏扩张，从而引起反流，例如二尖瓣狭窄或反流、左心室心肌病、肺动脉高压、右心室梗死、扩张型心肌病、右心室起搏和心房颤动（简称房颤）等[3]。

原发性三尖瓣反流可能由先天性或后天性原因引起。先天性心脏病包括 Ebstein 畸形、房室瓣脱垂，及三尖瓣发育不全、裂或脱垂等。后天性原因包括感染性心内膜炎、心内装置（植入式心脏复律除颤器和起搏器导线）或心内膜活检引起的创伤、风湿性心脏病、类癌综合征、结节病、系统性红斑狼疮、辐射、胸壁创伤以及使用食欲抑制剂（如芬氟拉明或芬特明）等。在一项对 132 名类癌综合征患者的研究中，74 名（56%）患者有心脏受累，主要表现为三尖瓣病变（72 名，55%）[4]。

风湿性心脏病（不限于三尖瓣受累）在发达国家中不常见；但在发展中国家，其仍然是心血管疾病发病和死亡的主要原因[5]。据估计，全球有约 3000 万人受风湿性心脏病影响，主要集中在非洲、东南亚和西太平洋地区[6]。在风湿性心脏病中，常见直接累及三尖瓣病变，多项病理学研究显示其比例为 30%～50%。然而，在一项对 372 名超声心动图检测到风湿性二尖瓣疾病的患者的研究中，23 名患者（6%）有三尖瓣受累[7]。这项研究发表于 1983 年。但随着现代成像技术的改进，如今通过超声心动图检测到的患病率可能更高。在风湿性心脏病患者中，三尖瓣反流的发生率可能在 10% 左右[8]。

相比于左心系统感染性心内膜炎，三尖瓣感染性心内膜炎的发生率明显较低，占所有感染性心内膜炎病例的 15%。在需要手术的三尖瓣感染性心内膜炎患者中，常见三尖瓣反流。有一项研究显示，78% 的感染性心内膜炎患者存在三尖瓣反流[9]。大多数三尖瓣感染性心内膜炎患者是由注射药物引起的，主要分离到的菌种是金黄色葡萄球菌[10]。

虽然食欲抑制剂（如芬氟拉明和右旋芬氟拉明）与心瓣膜病的风险增加有关，但其风险相对较低。短期暴露于这些药物（少于 4 个月），心脏瓣膜疾病的 5 年内发生率为 7.1/ 万人；长期暴露（超过 4 个月），则心脏瓣膜疾病的 5 年内发生率为 35/ 万人[11]。三尖瓣受累可能更为罕见。Jick 等[11]研究发现，在 11 例药物诱发心脏瓣膜疾病的患者中，没有一例存在三尖瓣受累。

已有广泛研究证明，在接受二尖瓣手术的患者中，三尖瓣反流病变非常常见。因此，二尖瓣或左心系统心脏病变被认为是三尖瓣反流的常见病因。在对 5168 名接受二尖瓣手术患者的一项大型回顾性队列研究显示，大约 40% 的患者在接受二尖瓣手术时有中度到重度三尖瓣反流[12]。一项小样本研究显示，在 70 名同时接受外科血运重建和二尖瓣成形的患者中，21 名（30%）患者有中度到重度三尖瓣反流[13]。对 318 名接受球囊二尖瓣成形术患者的研究显示，97 名（31%）患者有中度到重度三尖瓣反流[14]。

三尖瓣反流也可能在二尖瓣手术多年后出现，这在文献中被称为"晚

表 2.1　三尖瓣反流的原因

继发性（功能性）反流（＞80%）
二尖瓣疾病
左心室功能不全
肺动脉高压
右心室心肌梗死
扩张型心肌病
右心室起搏
房颤
原发性反流
先天性
瓣裂，发育不良
Ebstein 畸形
房室瓣脱垂
后天性
风湿性心脏病
感染性心内膜炎
类癌
结节病
系统性红斑狼疮
食欲抑制剂
胸部钝挫伤
特殊原因
心腔内装置
心内膜活检
辐射

期三尖瓣反流"。关于这种情况是否是由左心房或肺动脉压力的持续升高引起的，或是一个独立的过程，尚有争议。在接受风湿性二尖瓣病变手术后 4～24 年，14% 的患者存在重度三尖瓣反流，所有患者均有房颤[15]。74% 的患者在接受缺血性二尖瓣反流修复手术后 3 年内发展至中度到重度三尖瓣反流[13]。

在心内导线植入后，中度到重度三尖瓣反流的发生率很高，有一项研究报告显示其发生率为 38%[16]。而有些患者没有明显的病因但存在三尖瓣瓣环扩张，被称为特发性三尖瓣反流[17]。表 2.1 列举了常见三尖瓣反流的原因。

◎ 三尖瓣狭窄的流行病学

三尖瓣狭窄是一种罕见的疾病，累及的患者占比不到 1%[18]。原发性三尖瓣狭窄的原因有多种，包括风湿性心脏病（通常同时存在三尖瓣狭窄和反流）、类癌综合征、系统性红斑狼疮、先天性异常（三尖瓣闭锁或狭窄）或右心房肿块（如感染性心内膜炎或大的脱垂的黏液瘤）等。在一些代谢和酶紊乱疾病中，如法布里病和惠普尔病，可能会发生瓣叶增厚和狭窄。最常见的风湿性心脏病常伴有左心系统瓣膜病（如二尖瓣狭窄伴或不伴主动脉瓣狭窄），罕见的孤立性风湿性三尖瓣疾病也有见报道[19]。Ebstein 畸形通常被认为会导致三尖瓣反流，也有报道称 Ebstein 畸形与三尖瓣狭窄相关[20]。三尖瓣狭窄在感染性心内膜炎患者中不常见，在接受心内膜炎三尖瓣手术的患者中，仅 3.5% 的患者见三尖瓣狭窄[9]。

◎ 三尖瓣反流的病理生理学

在发育过程中，右心室围绕左心室旋转发育，导致三尖瓣呈半月形的自然形态。三尖瓣通常有三个瓣叶（隔叶、后叶和前叶），也有少至两个瓣叶和多至六个瓣叶的情况。如前所述，大多数三尖瓣反流继发于右心室压力或容量超负荷，且瓣叶结构正常。在继发性三尖瓣反流中，疾病进展可分为以下三个阶段。① 当右心室因容量或压力超负荷而扩张时，三尖瓣瓣环变平、扩张，并开始变得更圆。瓣环扩张主要通过前叶和后叶的向外侧移动发生，因为隔叶附着在心脏纤维骨架上，限制了隔侧的瓣环扩张（图 2.1）[21]。② 随着右心室继续扩张，三尖瓣瓣环相应扩大，瓣叶无法对合。③ 随着右心室严重扩张，瓣叶可能会发生牵拉。由于乳头肌附着在右心室游离壁上，所以牵拉通常仅限于前叶和后叶[22]。由于

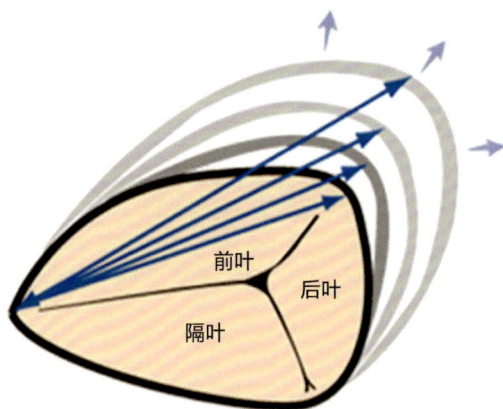

图 2.1　三尖瓣前叶和后叶向外运动时出现三尖瓣扩张（转载许可经 McGraw Hill Education 授权，来源于 Cohn 和 Adams[38]。访问 :https://access-surgery.mhmedical.com/content.aspx?bookid=2157 § ionid=164304336。访问日期 : 2022 年 1 月 31 日）

隔叶乳头肌高位插入，所以隔叶的牵拉不太可能发生。总的来说，在右心室扩大的情况下，三尖瓣反流的主要机制被认为是环扩张。

根据左心系心脏病导致三尖瓣明显反流的机制，肺动脉高压长期以来被认为是发生三尖瓣反流的必要前提。然而有数据显示，在有或没有肺动脉高压的情况下，都有可能发生三尖瓣反流，并且并非所有肺动脉高压患者都有明显的三尖瓣反流[1, 23]。肺动脉高压相关的三尖瓣反流的机制与原发性右心室扩张中的机制完全不同。在肺动脉高压的情况下，三尖瓣瓣叶的隆起高度增加。这表明，在肺动脉高压的情况下，三尖瓣反流的驱动机制是右心室轴径变长导致瓣叶牵拉，而非真正的瓣环扩张[24]。

在继发性三尖瓣反流患者中，反流发生机制是瓣环扩张，而非瓣叶牵拉。有趣的是，继发性三尖瓣反流常见于老年患者，其中许多人有房颤。房颤已经被证实会导致三尖瓣瓣环扩张，因此既往已存在的房颤可能是三尖瓣反流进展的原因，而不是曾经所认为的三尖瓣反流进展的结果[24]。

原发性三尖瓣反流通过疾病特有的机制发生。Ebstein 畸形是影响三尖瓣最常见的先天性心脏病。Ebstein 畸形是三尖瓣后叶和隔叶在右心室中向心尖部移位，导致右心室的心房化。具体来说，这些瓣叶不是附着在心房—心室交界处，而是在心室壁上。虽然前叶的附着点通常没有向心尖部移位，但三个瓣叶在结构上都存在异常。每个瓣叶都可能有异常的乳头肌或腱索附着在心室壁上而影响其关闭。这种对瓣叶明显的拴系导致反流发生[20]。

风湿性心脏病相关的三尖瓣反流存在两种机制。首先，三尖瓣反流可能是功能性的，继发于风湿性二尖瓣狭窄引起的肺动脉高压。其次，三尖瓣可以直接受累，导致瓣叶纤维增厚。这种增厚是由 A 组链球菌感染（风湿热）后的自身免疫反应引起的。链球菌 M 蛋白和许多心脏自身蛋白（如肌球蛋白、角蛋白和层粘连蛋白）具有分子拟态特性[25]。在风湿性二尖瓣病变中，瓣膜交界融合和舒张期瓣叶隆起导致三尖瓣狭窄[25]。在心室收缩期，增厚的瓣叶在关闭时无法正常对合而导致反流。当患者在 20～50 岁出现呼吸困难时，许多人可能不记得其儿童时期的咽炎病史，包括随后的发热，或多关节炎、心肌炎、舞蹈病、环形红斑和皮下结节等[5]。

类癌综合征会在三尖瓣和右心室的心内膜上形成纤维斑块（图 2.2），使瓣叶变厚、变短且活动受限。此外，瓣叶上的斑块可能会与心室壁上的斑块粘连，阻碍瓣叶正常对合。在一项纳入 74 名类癌疾病患者的小样本研究中，瓣叶被描述为变厚、变短、挛缩且活动受限，导致其固定在半开放的位置，前叶和隔叶受累最严重。在三尖瓣受累的类癌综合征患者中，有半数患者的肺动脉瓣同时受累及而导致肺动脉狭窄。这种阻塞

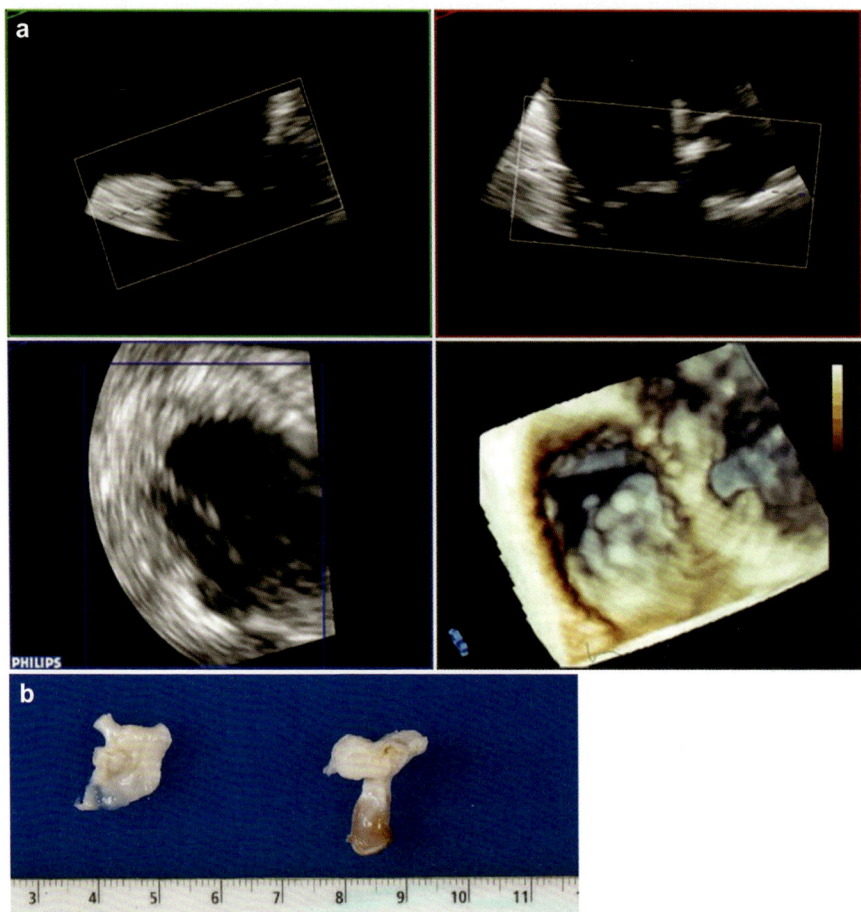

图 2.2 三尖瓣类癌。类癌斑块通常发生在瓣膜的心室侧，引起瓣叶增厚和运动受限。（a）为类癌患者的三尖瓣经食管超声心动图。注意在三维超声上的结节为类癌斑块。（b）为影响三尖瓣的类癌病理标本（图片由华盛顿大学病理科博士徐浩东提供）

会增加右心室的压力，并加重三尖瓣反流。在类癌疾病中，三尖瓣反流的严重程度不容小觑，几乎所有患者都有中度至重度的三尖瓣反流[4]。

感染性心内膜炎可直接损毁瓣叶。虽然这类患者中三尖瓣受累的确切机制尚不明确，但其可能是由静脉注射药物带来的颗粒物和高细菌负荷造成的损伤，以及轻微的免疫学异常共同作用导致的。赘生物多见于瓣膜的心房侧。较大且具有破坏性的赘生物（含金黄色葡萄球菌）可能会导致瓣叶穿孔，或者在赘生物的解剖位置影响瓣叶正常对合[10]。

目前，对三尖瓣反流的医源性原因有了越来越多的认识。在安装起搏器或植入式心脏复律除颤器导线时，可能会导致瓣叶穿孔或腱索断裂[26]。腱索断裂可能导致瓣叶摆动和严重的偏心反流。导线植入后可能会接触到其中一个瓣叶而影响瓣膜的正常关闭（图 2.3）。这种情况常发生在前叶或后叶。导线还可能会缠绕在腱索结构中，导致瓣叶牵拉。与心内导线插入的风险类似，在心内膜活检期间也可能发生瓣叶直接损伤和（或）腱索断裂。

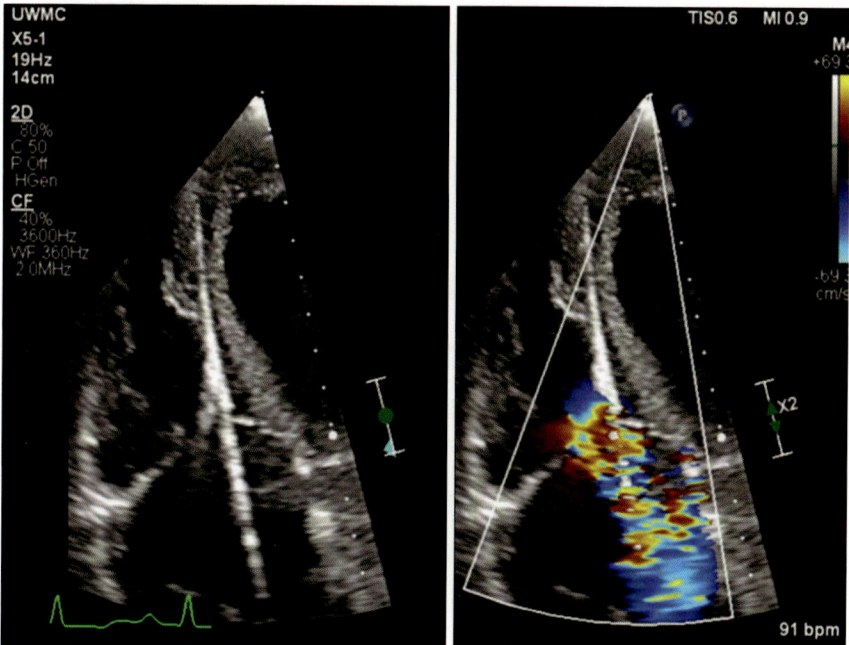

图 2.3　心内导线相关三尖瓣反流。在放置右心室导线的患者中，多达 38% 的患者存在三尖瓣反流。最常见的是导线侵犯到隔叶

◎ 三尖瓣狭窄的病理生理学

三尖瓣狭窄是指瓣叶开口狭窄，右心房与心室之间在舒张期形成压力梯度，导致右心房压力升高和右心房扩大。右心房压力升高和右心房扩大会导致右心衰竭的症状，包括肝脏瘀血和外周水肿。病变在导致三尖瓣狭窄的同时常导致三尖瓣反流。在风湿性心脏病中，三尖瓣瓣叶变厚，交界融合，舒张期瓣膜圆顶形成瓣口狭窄[7]。与风湿性二尖瓣狭窄不同，三尖瓣狭窄中很少有钙化物沉积[27]。

系统性红斑狼疮也可能导致三尖瓣狭窄。Libman-Sacks心内膜炎患者还可发生免疫沉积和纤维斑块。由于纤维化反应可能导致瓣叶增厚和交界融合，因此 Libman–Sacks 心内膜炎可能导致瓣膜阻塞[28]。

◎ 三尖瓣反流的自然史

无论三尖瓣反流的潜在原因如何，其严重程度都与患者病死率相关。在一项针对 5223 名接受退伍军人医疗保障系统服务患者的研究中，三尖瓣反流的严重程度的增加与患者病死率增加相关，而与年龄、左心室射血分数和右心室收缩功能无关[29]。在左心室射血分数≤35% 的患者中，重度三尖瓣反流已被确定为独立的病死率预测因子[30]。在一项对 289 名孤立性三尖瓣反流患者（瓣叶正常、左心室射血分数正常且无肺动脉高压）的研究中，患者 5 年病死率高于年龄匹配的对照组[31]。

轻度或中度三尖瓣反流伴有轻度或中度右心房扩大的病变通常不会导致血流动力学改变。三尖瓣反流进展的危险因素有肺动脉高压和房颤[32]。重度三尖瓣反流患者可能有一段较长时间的无症状期，同时伴有右心房和右心室的持续扩大[33]。最终，右心房压力和体积增加超出了心房的容量，并将压力传至肝脏，表现为肝大、腹水，以及远端外周性水肿。这个过程可能导致肾功能不全；多年后，又可能进展而发生肝硬化。

关于三尖瓣反流进展速度的研究数据有限。具体来说，关于从轻度到中度或者从中度到重度的进展，相关研究数据极少。在一项关于二尖瓣手术前后三尖瓣反流的研究显示，仅有 11/128 名 0 或 1+ 三尖瓣反流的患者在随访期间（平均随访 8 年）发展至 3+ 或以上的三尖瓣反流。17/46 名术前研究中 2+ 三尖瓣反流的患者在随访期间发展至 3+ 或以上的三尖瓣反流[34]。因此，轻度反流不太可能进展为中度反流，而中度反流可能会进展为重度反流，但进展周期可能需要多年。

对于继发性三尖瓣反流，控制潜在的过程是至关重要的。显然，抗生素治疗对于预防心内膜炎和复发性风湿性疾病损害是至关重要的。在系统性红斑狼疮患者，如果成功控制红斑狼疮，可能会逆转心脏瓣膜病变[28]。然而，在类癌疾病导致的心脏瓣膜疾病患者，即使控制类癌也不能逆转心脏瓣膜病变[28]。对于食欲抑制剂诱发的心脏瓣膜疾病患者，在停止使用食欲抑制剂后，心脏瓣膜病变常发生逆转[35]。

三尖瓣反流本身会导致右心室扩张、右心室功能障碍、三尖瓣瓣环扩张和瓣叶牵拉。虽然治疗指南指出，对三尖瓣反流应提前干预以防止右心室功能障碍的发展，但关于三尖瓣反流引起的右心室功能障碍的时间点和进展速度，尚未有明确描述[36]。

参考文献

[1] Singh JP, Evans JC, Levy D, et al. Prevalence and clinical determinants of mitral, tricuspid, and aortic regurgitation (the Framingham Heart Study). Am J Cardiol, 1999, 83(6): 897-902.

[2] Stuge O, Liddicoat J. Emerging opportunities for cardiac surgeons within structural heart disease. J Thorac Cardiovasc Surg, 2006, 132(6): 1258-1261.

[3] Rodés-Cabau J, Taramasso M, O'Gara PT. Diagnosis and treatment of tricuspid valve disease: Current and future perspectives. Lancet, 2016, 388(10058): 2431-2442.

[4] Pellikka PA, Tajik AJ, Khandheria BK, et al. Carcinoid heart disease. Clinical and echocardiographic spectrum in 74 patients. Circulation, 1993, 87(4): 1188-1196.

[5] Marijon E, Mirabel M, Celermajer DS, et al. Rheumatic heart disease. Lancet, 2012, 379(9819): 953-964.

[6] WHO. Seventy-first World Health Assembly. Provisional agenda item 12.8.

Rheumatic fever and rheumatic heart disease. 2018.

[7] Daniels SJ, Mintz GS, Kotler MN. Rheumatic tricuspid valve disease: Two-dimensional echo-cardiographic, hemodynamic, and angiographic correlations. Am J Cardiol, 1983, 51(3): 492-496.

[8] Arora R, Sattur A, Ambar S, et al. Prevalence of tricuspid valve disease in rheumatic heart disease. J Am Coll Cardiol, 2012, 59(13 Supplement): E1263.

[9] Gaca JG, Sheng S, Daneshmand M, et al. Current outcomes for tricuspid valve infective endocarditis surgery in North America. Ann Thorac Surg, 2013, 96(4): 1374-1381.

[10] Moss R, Munt B. Injection drug use and right sided endocarditis. Heart, 2003, 89(5): 577-581.

[11] Jick H, Vasilakis C, Weinrauch LA, et al. A population-based study of appetite-suppressant drugs and the risk of cardiac-valve regurgitation. N Engl J Med, 1998, 339(11): 719-724.

[12] Kelly BJ, Ho Luxford JM, Butler CG, et al. Severity of tricuspid regurgitation is associated with long-term mortality. J Thorac Cardiovasc Surg, 2018, 155(3): 1032-1038.e2.

[13] Matsunaga A, Duran CM. Progression of tricuspid regurgitation after repaired functional ischemic mitral regurgitation. Circulation, 2005, 112(9 Suppl): I453-I457.

[14] Sagie A, Schwammenthal E, Newell JB, et al. Significant tricuspid regurgitation is a marker for adverse outcome in patients undergoing percutaneous balloon mitral valvuloplasty. J Am Coll Cardiol, 1994, 24(3): 696-702.

[15] Izumi C, Iga K, Konishi T. Progression of isolated tricuspid regurgitation late after mitral valve surgery for rheumatic mitral valve disease. J Heart Valve Dis, 2002, 11(3): 353-356.

[16] Höke U, Auger D, Thijssen J, et al. Significant lead-induced tricuspid regurgitation is associated with poor prognosis at long-term follow-up. Heart, 2014, 100(12): 960-968.

[17] Mutlak D, Lessick J, Reisner SA, et al. Echocardiography-based spectrum of severe tricuspid regurgitation: The frequency of apparently idiopathic tricuspid regurgitation. J Am Soc Echocardiogr, 2007, 20(4): 405-408.

[18] Cevasco M, Shekar PS. Surgical management of tricuspid stenosis. Ann Cardiothorac Surg, 2017, 6(3): 275-282.

[19] Morgan JR, Forker AD, Coates JR, et al. Isolated tricuspid stenosis. Circulation, 1971, 44(4): 729-732.

[20] Anderson KR, Lie JT. Pathologic anatomy of Ebstein's anomaly of the heart revisited. Am J Cardiol, 1978, 41(4): 739-745.

[21] Dreyfus GD, Corbi PJ, Chan KM, et al. Secondary tricuspid regurgitation or dilatation: Which should be the criteria for surgical repair? Ann Thorac Surg, 2005, 79(1): 127-132.

[22] Park YH, Song JM, Lee EY, et al. Geometric and hemodynamic determinants of functional tricuspid regurgitation: A real-time three-dimensional echocardiography study. Int J Cardiol, 2008, 124(2): 160-165.

[23] Mutlak D, Aronson D, Lessick J, et al. Functional tricuspid regurgitation in patients with pulmonary hypertension: Is pulmonary artery pressure the only determinant of regurgitation severity? Chest, 2009, 135(1): 115-121.

[24] Topilsky Y, Khanna A, Le Tourneau T, et al. Clinical context and mechanism of functional tricuspid regurgitation in patients with and without pulmonary hypertension. Circ Cardiovasc Imaging, 2012, 5(3): 314-323.

[25] Krisher K, Cunningham MW. Myosin: A link between streptococci and heart. Science, 1985, 227(4685): 413-415.

[26] Moreno R, Zamorano J, Ortega A, et al. Tricuspid valve chordae rupture following pacemaker electrode replacement. Int J Cardiol, 2003, 87(2-3): 291-292.

[27] Waller BF, Howard J, Fess S. Pathology of tricuspid valve stenosis and pure tricuspid regurgitation — part I. Clin Cardiol, 1995, 18(2): 97-102.

[28] Adler DS. Non-functional tricuspid valve disease. Ann Cardiothorac Surg, 2017, 6(3): 204-213.

[29] Nath J, Foster E, Heidenreich PA. Impact of tricuspid regurgitation on long-term survival. J Am Coll Cardiol, 2004, 43(3): 405-409.

[30] Koelling TM, Aaronson KD, Cody RJ, et al. Prognostic significance of mitral regurgitation and tricuspid regurgitation in patients with left ventricular systolic dys-function. Am Heart J, 2002, 144(3): 524-529.

[31] Fender EA, Petrescu I, Ionescu F, et al. Prognostic importance and predictors of survival in isolated tricuspid regurgitation: A growing problem. Mayo Clin Proc, 2019, 94(10): 2032-2039.

[32] Shiran A, Najjar R, Adawi S, et al. Risk factors for progression of functional tricuspid regurgitation. Am J Cardiol, 2014, 113(6): 995-1000.

[33] Tornos Mas P, Rodríguez-Palomares JF, Antunes MJ. Secondary tricuspid valve regurgitation: A forgotten entity. Heart, 2015, 101(22): 1840-1848.

[34] Matsuyama K, Matsumoto M, Sugita T, et al. Predictors of residual tricuspid

随着三尖瓣反流病变的进展，右心室可能会扩张。杂音可能会扩展到右下胸骨缘、剑突下区域和心尖部。在右心室扩张和衰竭的情况下，剑突下区域通常可以听到 S3 奔马律。

在颈部检查中可以看到 Lancisi 征或颈静脉怒张（jugular venous distension, JVD），伴有夸大的 cv 波。这是在右心室收缩期间由三尖瓣反流高速血流导致的，同时静脉回流到右心房。cv 波代表夸大和扩展的 v 波，取代了正常的 c 波（三尖瓣关闭）和 x 降波（心房松弛），颈静脉搏动呈单相化（图 3.2）。由于这种表现和偶尔可触及的特性，cv 波可能会被误认为是颈动脉搏动。但经验丰富的医生可以识别出其相对较迟的上升、明显的 y 降和呼吸相变化，这些都是颈静脉压力的特征。Kussmaul 征是由三尖瓣反流引起的颈静脉波形的另一种异常表现，表现为在增加静脉回流的动作（吸气、肝脏压迫、抬腿和运动等）时，颈静脉搏动次数增加（表 3.1）。

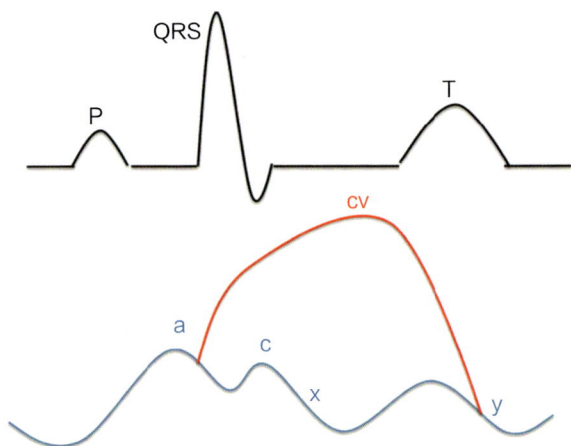

图 3.2　正常中心静脉压波形（蓝线）和严重三尖瓣反流的波形变化（红线），c 波和 v 波融合，没有 x 降波

表 3.1　重度三尖瓣反流的常见体格检查阳性表现

体　征	描　述
Carvallo 征	深吸气屏气时，三尖瓣反流杂音增加 [3]
Lancisi 征	颈静脉怒张，伴收缩期 cv 波增大 [4]
Kussmaul 征	吸气时颈静脉搏动频率增加 [5]
增强性 Carvallo 征	肝脏压迫时，三尖瓣反流杂音增加 [6]

体液状态的评估对于评估三尖瓣反流的结局并指导临床管理是至关重要的。患者可能表现为肝大、腹水和外周水肿，这反映了三尖瓣反流的严重程度和病程长短（表 3.2）。肝脏瘀血可进展至肝脏触痛及搏动明显的程度。在罕见的情况下，可以在下肢曲张的静脉中看到这种搏动[7]。

表 3.2　下肢水肿量化分级及相关体格检查表现

量化分级	体格检查表现
0+	无凹陷性水肿
1+	轻度；小凹陷立即消失
2+	中度；凹陷消失时间 < 10 秒
3+	中 - 重度；凹陷消失时间在 10～20 秒
4+	重度；凹陷持续存在时间 > 20 秒

尽管特征性的体格检查结果有许多，但这些检查结果对三尖瓣反流的敏感性通常不高。事实上，轻度或中度三尖瓣反流的临床表现往往较轻微或缺失，通常通过超声心动图偶然发现而得以诊断[8]。由于缺乏无创性成像手段，早期研究主要依赖有创性检查（如心内音图和右心室造影）发现疾病诊断特征来描述患病率。在这些研究中，Carvallo 征、显著的 v 波和肝脏搏动三联症具有特异性但不敏感。所有具有这三联症的患者都被发现有重度三尖瓣反流，但只有 30% 的重度三尖瓣反流患者显示三种体格检查阳性结果。当单独使用 Carvallo 征或与显著的 v 波或肝脏搏动综合判断时，诊断敏感性有所提高[1]。基础状态下吸气杂音无明显增强的患者，通过肝区压迫，三尖瓣反流的杂音增加，可以识别出额外17.6% 的 Carvallo 征[6]。

◎ 三尖瓣反流的药物管理

最近一项研究公布了重度三尖瓣反流患者在三级医疗中心进行常规药物治疗的方案。该研究在两年内共纳入 87 名患者，其中大多数患者接受药物治疗（n=65），少部分患者接受瓣膜修复或置换（n=22）。在整个队列人群中，几乎所有的患者均使用了利尿剂（98%），而少数患者则使用了醛固酮拮抗剂（35%）。需要注意的是，继发性三尖瓣反流的常见原因，即房颤和二尖瓣反流，在该队列中很普遍[9]。

◇ 利尿剂

利尿剂通过减少肾脏对钠的重吸收并促使液体进入尿液，从而减少全身体液潴留。根据在肾脏的作用部位，利尿剂可分为三类，即袢利尿剂、噻嗪类利尿剂或保钾利尿剂。虽然关于利尿剂在心力衰竭中的随机数据很少，但它们能缓解充血，改善症状和运动能力[10]。

目前，尚无研究探讨利尿剂治疗对三尖瓣反流程度或后续结果的影响。然而，对于存在充血证据的三尖瓣反流患者（如肝大、腹水、下肢水肿等），利用利尿剂以达到缓解症状的目标是合理的。在维持治疗方面，口服生物利用度较高的药物（如托拉塞米和布美他尼）可能优于呋塞米，但这种策略是否有效仍有待确定。在这些情况下，其他措施，如限制盐分和饮水量、每日体重监测以及个体化调整利尿剂剂量，也是合理的。

在三尖瓣反流明显的患者，偶尔会使用保钾利尿剂，如醛固酮拮抗剂。为了应对低钾血症，保钾利尿剂通常会与袢利尿剂联合使用。在肝硬化或慢性右心室容量和压力超负荷的高醛固酮血症的情况下，使用利尿剂也是合理的[9, 11]。然而，虽然从病理生理学角度来看是合理的，但目前还没有证据表明通过抑制肾素 – 血管紧张素 – 醛固酮系统能够维持右心室或三尖瓣功能。

◇ 肺动脉高压

在肺动脉高压（pulmonary hypertension，PH）患者中，约20% ~ 50%可见中度或以上程度的三尖瓣反流，且提示整体预后较差[11-14]。当三尖瓣反流发生于肺动脉高压背景下时，针对肺动脉高压潜在病因（第2 ~ 5组）或直接降低肺动脉压力（第1组或难治性PH）的治疗，对三尖瓣反流严重程度的影响，有关报道存在差异[13]。然而，在解读相关研究时需要注意的是，这些治疗的首要目标是降低肺动脉压力，而非改善三尖瓣反流程度。因此,有关这些治疗对三尖瓣反流影响的分析往往样本量不足,或未予以报告。

参考文献

[1] DoCS. Diagnosis of tricuspid regurgitation: Current status. Arch Intern Med, 1983, 143(9): 1763.

[2] Cha SD, Gooch AS, Maranhao V. Intracardiac phonocardiography in tricuspid regurgitation: Relation to clinical and angiographic findings. Am J Cardiol, 1981, 48(3): 578-583.

[3] Rivero Carvallo JM. Sign for the diagnosis of tricuspid regurgitation. Arch Inst Cardiol Mex, 1946, 16(6): 531-540.

[4] Ali MA, Colquhoun M. Lancisi sign: Giant C-V waves in tricuspid regurgitation. Mayo Clin Proc, 2020, 95(12): 2592-2593.

[5] Johnson SK, Naidu RK, Ostopowicz RC, et al. Adolf Kussmaul: Distinguished clinician and medical pioneer. Clin Med Res, 2009, 7(3): 107-112.

[6] Gooch AS, Cha SD, Maranhao V. The use of the hepatic pressure maneuver to identify the murmur of tricuspid regurgitation. Clin Cardiol, 1983, 6(6): 277-280.

[7] Naschitz JE, Abinader EG. Pulsatile varicose veins in tricuspid regurgitation. Am J Cardiol, 1993, 72(9): 746.

[8] Arsalan M, Walther T, Smith RL II, et al. Tricuspid regurgitation diagnosis and treatment. Eur Heart J, 2015, 38(9): ehv487.

[9] Ingraham BS, Pislaru SV, Nkomo VT, et al. Characteristics and treatment strategies for severe tricuspid regurgitation. Heart, 2019, 105(16): 1244-1250.

[10] Yancy CW, Jessup M, Bozkurt B, et al. 2013 ACCF/AHA guideline for the management of heart failure: A report of the American College of Cardiology Foundation/American Heart Association Task Force on practice guidelines: A report of the American college of cardiology foundation/American heart association task force on practice guidelines. Circulation, 2013, 128(16): e240-e327.

[11] Weber KT, Brilla CG. Pathological hypertrophy and cardiac interstitium. Fibrosis and renin-angiotensin-aldosterone system. Circulation, 1991, 83(6): 1849-1865.

[12] Mutlak D, Aronson D, Lessick J, et al. Functional tricuspid regurgitation in patients with pulmonary hypertension: Is pulmonary artery pressure the only determinant of regurgitation severity? Chest, 2009, 135(1): 115-121.

[13] Medvedofsky D, Aronson D, Gomberg-Maitland M, et al. Tricuspid regurgitation progression and regression in pulmonary arterial hypertension: Implications for right ventricular and tricuspid valve apparatus geometry and patients outcome. Eur Heart J Cardiovasc Imaging, 2017, 18(1): 86-94.

[14] Saeed S, Smith J, Grigoryan K, et al. Impact of pulmonary hypertension on outcome in patients with moderate or severe tricuspid regurgitation. Open Heart, 2019, 6(2): e001104.

第 4 章

三尖瓣疾病的血流动力学评估

Thomas J. Atchison, Sitaramesh Emani

◎ 引 言

从传统角度来看，相较于其他瓣膜，三尖瓣及其相关疾病一直未能得到充分关注，被称为心脏中"被忽视的瓣膜"[1, 2]。三尖瓣疾病处于次要地位，主要是因为它常是由其他疾病引起的，特别是左侧瓣膜问题[3]。因此，三尖瓣疾病的处理是在解决其他疾病的背景下一同进行的，并假设随着其他疾病的改善而使三尖瓣问题得到改善[1, 3]。然而，严重的三尖瓣疾病本身可能导致恶化的结果，包括右心衰竭[4]。为此，发展出许多令人振奋的新技术和方法来应对三尖瓣病变。三尖瓣疾病的成功治疗取决于对三尖瓣的解剖结构、血流通过瓣膜的机制以及恰当的生理学评估方案等的深入理解。

◇ 三尖瓣的解剖结构和生理

三尖瓣位于右心房与右心室之间，是心脏四个瓣膜中最大的，也是位置最靠前的。它可以分为四部分：瓣环、瓣叶、乳头肌和腱索附着装置。三尖瓣有三个瓣叶，通常被称为隔叶、前叶和后叶。瓣叶大小不等，前叶通常面积最大，因此活动范围最大。瓣环呈 D 形的三维结构，由两个独立的部分组成：一个较大的 C 形部分对应右心房和右心室侧，一个较小的、较直的部分对应隔叶和室间隔侧（图 4.1）。需要关注的是，瓣环是一个动态结构，在正常负荷条件下，心动周期中其面积可以增加多达 30%[5]。

房室结和希氏束穿过隔叶附着点，位于前隔交界后方 3 ~ 5mm[5]。此外，无冠窦邻近隔叶与前叶之间的区域。三尖瓣的隔叶也是识别 Koch 三角的标志之一（包括 Todaro 腱和冠状静脉窦）（图 4.1）。从心脏外部观察，右冠状动脉在房室沟内走行，也可以用于估算三尖瓣的位置。

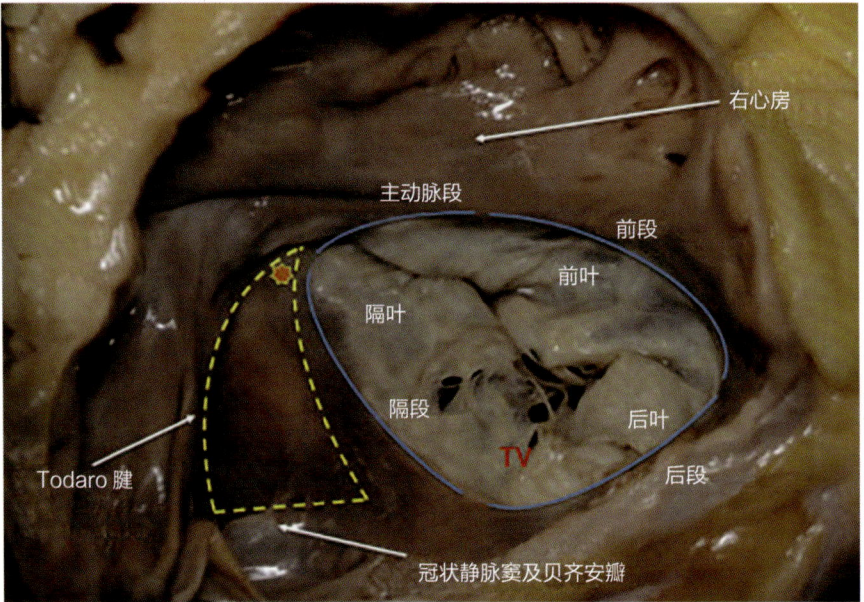

图 4.1　显示三尖瓣 D 形瓣环及相关结构解剖图（已获许可，Asmarats et al. [30]）

右心室充盈主要发生在心室舒张的快速充盈期，由右心房与右心室之间的压力梯度驱动。由于右心房和右心室的尺寸大且压力相对较低，所以舒张期血流通过三尖瓣的速度通常较低，跨环速度峰值小于 1m/s，平均速度梯度小于 2m/s[3]。心房主动收缩和由此增加的右心房压力，使更多的血液流入右心室。右心房和右心室的正常压力波形包括 c 波，其代表三尖瓣关闭后向右心房的隆起[6]。瓣膜解剖和功能的异常将显著改变右心房与右心室之间的正常压力关系，导致压力、梯度和跨瓣血流异常。

◇ 三尖瓣疾病

三尖瓣狭窄

三尖瓣狭窄（tricuspid stenosis, TS）是由瓣膜开口狭窄引起的，是一种罕见疾病，其最常见的病因是风湿热。三尖瓣狭窄几乎与二尖瓣狭窄同时存在 [7, 8]。根据首次通过原则，三尖瓣狭窄会导致右心房到右心室血流阻力增加，在心房主动收缩期尤为明显。在连续测定右心房压力时，可以观察到 a 波增大的现象 [4, 9]。具体来说，右心房压力变化遵循 Poiseuille 定律：

$$Q = \frac{\pi P r^4}{8\mu l}$$

其中，Q = 流量，P = 压力，r = 半径，μ = 流体黏度，l = 管长。

对公式变形可知压力与开口半径的 4 次方成反比，即 $P \propto 1/r^4$，并揭示了压力随瓣膜面积减小而显著增加的原因。三尖瓣狭窄的临床评估可以通过有创心脏导管或无创多普勒超声心动图进行。

心导管检查

对三尖瓣狭窄的评估可以通过有创的右心导管检查进行。可以使用双腔导管同时记录右心房和右心室的压力，显示两者之间的压力差 [10]。由于三尖瓣狭窄导致开口面积较小，舒张早期的被动血流减少，在心房收缩期右心房的血容量增加，最终导致心房收缩压升高。同时，三尖瓣狭窄导致的血液淤积导致右心室舒张压低于正常。这些变化导致右心房压力动态监测中的 a 波显著升高和 y 波显著降低 [11]。除因右心室充盈不全导致舒张末期压力降低以外，右心室其他波形正常 [12]（图 4.2）。

如前所述，三尖瓣狭窄会导致与瓣膜面积成反比的压力梯度。通过评估由此产生的压力梯度，可以判断三尖瓣狭窄的严重程度。考虑到经过三尖瓣的压力梯度在整个心动周期中是动态变化的，因此使用舒张期的平均压力梯度来评估三尖瓣 [13]。平均压力梯度 ≥ 5mmHg 与重度三尖瓣狭窄显著相关；然而，压力梯度的计算受心率的影响，心率较快和（或）同时存在三尖瓣反流时，压力梯度较高 [4, 13]。

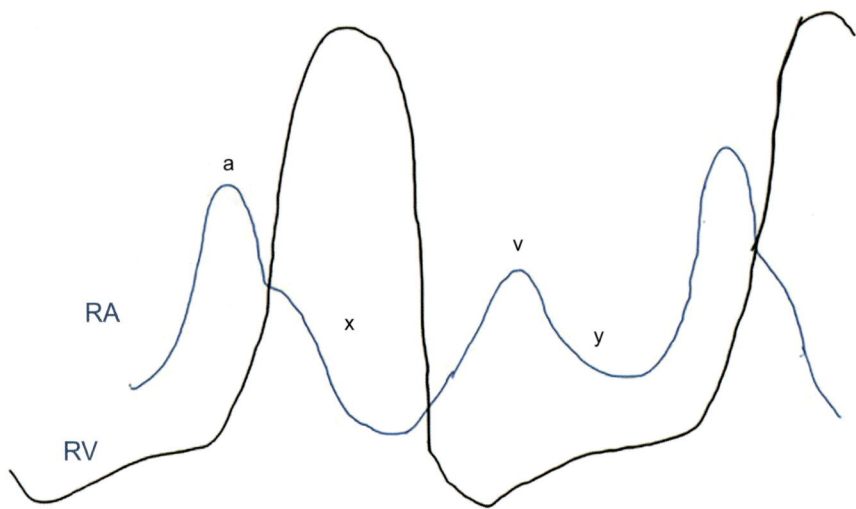

图 4.2　三尖瓣狭窄时右心房和右心室同期压力波形。a 波增高，y 波平缓下降，右心室舒张末期压力降低

重度三尖瓣狭窄既往被定义为三尖瓣面积 ≤ 1.0 cm² [4]。尽管 Poiseuille 定律描述了瓣膜面积与压力梯度之间的关系，但由 Gorlin R 和 Gorlin SG 提出的三尖瓣面积计算公式更易被接受：

$$\text{三尖瓣面积} = \frac{\text{心排血量}}{\text{舒张期充盈时间} \times 44.5 \times \sqrt{\text{右心房平均压} - \text{右心室舒张期平均压}}}$$ [14]。

使用该公式时，需要测量心排血量和右心室舒张充盈时间。在当前临床实践中，通常利用导管实验室软件中的此公式来计算瓣膜面积。

多普勒超声心动图

通过多普勒超声心动图，可以无创性地评估三尖瓣疾病。虽然超声心动图分析无法提供直接的测量数据，但可以使用多普勒信号来评估血流速度。根据能量守恒定律，特别是伯努利方程，将速度转化为压力进行估算。伯努利方程阐述了封闭系统内势能与动能之间的关系，提出总能量保持不变的原理 [15]。伯努利方程的完整版本表达为：

$$P_{01} + \rho g h_1 + \frac{1}{2} \rho v_1^2 = P_{02} + \rho g h_2 + \frac{1}{2} \rho v_2^2$$

在这个方程中，ρgh 表示势能，其中 ρ 是流体的密度，g 是重力加速度，h 是流体的高度。在心脏内，假设高度差异可以忽略不计，该势能项在方程上可以被抵消。根据此假设，得出简化的伯努利方程：

$$\Delta P = \frac{1}{2} \rho (v_2^2 - v_1^2)$$

其中，v 是速度，ΔP 是需要计算的压力梯度。需要注意，与 v_2 相比，v_1 的值相对较小，假设 v_1^2 接近于零并被忽略[15]。使用血液的密度（$1060\,kg/m^3$）和速度（m/s）得到压力值 [以帕斯卡（Pascal）为单位]。将帕斯卡转换为标准的毫米汞柱单位，得到常用的多普勒衍生压力梯度公式：

$$\Delta P = 4v^2$$

其中，v 是血流通过瓣膜时测得的最大速度[16, 17]。平均梯度值 $\geqslant 5\,mmHg$ 常表示有严重狭窄[7]。

三尖瓣狭窄明显时，心排血量在静息状态下降低，由于血流受阻，导致在运动时心排血量也不会相应地提高[4, 9]。在生理状态下，心排血量的降低导致跨瓣压力平衡所需的时间延长，时间越长，表示狭窄越严重。该概念可以通过压力减半时间（press half time, PHT）量化，即最大速度减少 50% 所需的时间。PHT $\geqslant 190\,ms$ 提示三尖瓣狭窄严重[18]。

使用无创性技术评估通常足以确定三尖瓣狭窄的严重程度，只有在非侵入性测量结果不准确或不足时，才推荐使用有创性操作方案[4]。

三尖瓣狭窄的治疗

通常，三尖瓣重度狭窄才需要治疗干预。由于大多数三尖瓣狭窄病例同时合并左心系统瓣膜病变，所以目前指南建议在进行左心系统瓣膜手术时，同期处理三尖瓣重度狭窄。对于孤立性三尖瓣狭窄，若患者症状显著，也应进行手术干预，但预后取决于术后右心室功能[4, 19]。对于不合并三尖瓣反流的三尖瓣重度狭窄有症状的患者，可以考虑经皮球囊瓣膜交界扩开术[4]。

◇ 三尖瓣反流

三尖瓣反流（tricuspid regurgitation, TR）的特点是在心室收缩时血液从右心室回流至右心房。三尖瓣反流一般分为原发性和继发性。原发性三尖瓣反流由三尖瓣瓣叶结构故障引起，如穿孔（见于风湿性心脏病或感染性心内膜炎）、Ebstein 畸形、心脏复律装置的导线以及其他原因[1,3,4]。继发性三尖瓣反流是由于三尖瓣瓣环形几何形状的改变导致三尖瓣功能异常，而不是瓣叶本身。虽然三尖瓣反流的严重程度可以量化体现，但是患者一旦出现右心衰竭症状，往往提示临床预后不良，而与三尖瓣反流的量化程度无关。重度三尖瓣反流病例预后往往也较差，并且与其他心脏性能指标无关[20]。

心导管检查

三尖瓣反流的导管评估常因房颤而导致结果混杂。房颤的存在会显著改变右心房压力追踪，并极大地降低波形分析的可读性，尤其是在评估 A 波和 x 降波轮廓时[21]。由于三尖瓣反流中的血流异常主要发生在心室收缩期，右心室收缩导致血液通过对合不良的瓣膜回流到右心房。这种模式在右心房压力追踪系统中表现为高大的 V 波，并导致心房充盈末期右心房内的血容量增加。增加的血容量在舒张早期迅速流回右心室，可以看到快速的 y 降波。这种同时存在的大 V 波（"心室化"模式）和升高的右心房平均压与重度三尖瓣反流存在明显的相关性[21]。总体而言，单独的有创性血流动力学检查对重度三尖瓣反流的诊断效力有限，通常不作为常规检查项目。

多普勒超声心动图

多普勒超声心动图是评估三尖瓣反流的主要工具。对三尖瓣反流的量化参数众多，超出了本小节探讨范围，有兴趣的读者可以了解相关的文献[22]。本小节简要回顾核心内容，重点关注重度三尖瓣反流。对重度三尖瓣反流，通常推荐手术干预[4, 22]。

在重度三尖瓣反流中，右心房内反流的血容量导致心室充盈期间通过三尖瓣的血流增加。由于三尖瓣反流不影响舒张期充盈时间，所以随着血容量的增加（即三尖瓣反流加重），通过三尖瓣的血流速度相应增加。相关指南定义，三尖瓣流入速度≥1m/s 提示重度三尖瓣反流[23]。

　　三尖瓣反流血容量定量分析可用于鉴别重度三尖瓣反流。基于质量守恒原则，舒张期进入右心室的血量将等于前向流量加上收缩期的反流量（三尖瓣流入量 = 右心室前向流量 + 三尖瓣反流量）[23]。应用时间 - 速度积分（time-velocity integral，TVI）原理，可以估算三尖瓣流入量和右心室流出道体积（右心室前向流量）（TVI 计算的详细方法在其他地方描述）[24, 25]。因此，三尖瓣反流量 = 三尖瓣流入量－右心室流出量。三尖瓣反流量≥45 mL 提示重度三尖瓣反流。然而，信号采集的技术难题可能影响计算结果的准确性[23]。

　　二尖瓣评估中采用的近端等速度表面积（proximal isovelocity surface area, PISA）测量概念为我们提供了三尖瓣反流量化的另一种方法[26]。详细的 PISA 测量描述可以参见相关文献[23]，这里则简要描述。基于质量守恒原理，单位时间内通过两点的血量（称为流量）应相等。流体体积用面积 × 速度表示。因此，连续性方程可以表示为 $A_1 v_1 = A_2 v_2$。A_1 为三尖瓣的反流面积；v_1 为血流通过瓣膜的速度，通过测量 W 反流口血流多普勒速度获得；A_2 被定义为反流流径的半球形区域，并在特定速度下识别；v_2 使用 Nyquist 极限获得，代表基于多普勒采集设置可检测的最大频移[15, 26]。在可视化图形上，通过调整 Nyquist 极限，可在彩色多普勒图像上定义一个半圆形，测量其半径并计算其面积[23, 76]。反流面积可通过数学等式移项计算（ $A_1 = \dfrac{A_2 v_2}{v_1}$ ）。PISA 量化法可能低估了三尖瓣反流的严重程度，通常将反流面积≥0.4cm² 定义为重度三尖瓣反流[23, 27]。

三尖瓣反流的治疗

　　目前，指南推荐对于有症状或存在右心室功能障碍的重度三尖瓣反流，需要积极处理[4]。与三尖瓣狭窄类似，重度三尖瓣反流通常合并左心系统瓣膜疾病[3]。因此，三尖瓣反流的手术治疗（修复或置换）通常与左心系统瓣膜病变的手术同期处理[4]。通常认为左心系统瓣膜病变的治疗足以改善三尖瓣反流[1]。对于孤立的继发性重度三尖瓣反流，常规不采取外科瓣膜修复或置换，这可能是因为存在右心室功能障碍时进行开放手术的风险较大[1, 19]。最新的经皮手术途径可能会降低手术风险。新技术和方法的发展可为因存在禁忌而不能手术的患者群体提供新的治疗方案[28, 29]。为确保其安全性和有效性，这些新方案目前正处于临床试验阶段。

参考文献

[1] Tornos Mas P, Rodríguez-Palomares JF, Antunes MJ. Secondary tricuspid valve regurgitation: A forgotten entity. Heart, 2015, 101(22): 1840-1848.

[2] Al-Hijji M, Yoon Park J, El Sabbagh A, et al. The forgotten valve: Isolated severe tricuspid valve stenosis. Circulation, 2015, 132(7): e123-e125.

[3] Shah PM, Raney AA. Tricuspid valve disease. Curr Probl Cardiol, 2008, 33(2): 47-84.

[4] Nishimura RA, Otto CM, Bonow RO, et al. 2014 AHA/ACC Guideline for the Management of Patients With Valvular Heart Disease: A report of the American College of Cardiology/American Heart Association Task Force on Practice Guidelines. Circulation, 2014, 129(23): e521-e643.

[5] Dahou A, Levin D, Reisman M, et al. Anatomy and physiology of the tricuspid valve. JACC Cardiovasc Imaging, 2019, 12(3): 458-468.

[6] Ragosta M. Textbook of Clinical Hemodynamics. Philadelphia: Elsevier, 2008.

[7] Baumgartner H, Hung J, Bermejo J, et al. Recommendations on the echocardiographic assessment of aortic valve stenosis: A focused update from the European Association of Cardiovascular Imaging and the American Society of Echocardiography. J Am Soc Echocardiogr, 2017, 30(4): 372-392.

[8] Daniels SJ, Mintz GS, Kotler MN. Rheumatic tricuspid valve disease: Two-dimensional echo-cardiographic, hemodynamic, and angiographic correlations. Am J Cardiol, 1983, 51(3): 492-496.

[9] Nishimura RA, Otto CM, Bonow RO, et al. 2017 AHA/ACC Focused Update of the 2014 AHA/ACC Guideline for the Management of Patients With Valvular Heart Disease: A report of the American College of Cardiology/American Heart Association Task Force on Clinical Practice Guidelines. Circulation, 2017, 135(25): e1159-e1195.

[10] Carabello BA. Advances in the hemodynamic assessment of stenotic cardiac

valves. J Am Coll Cardiol, 1987, 10(4): 912-919.

[11] Finnegan P, Abrams LD. Isolated tricuspid stenosis. Br Heart J, 1973, 35(11): 1207-1210.

[12] Ferrer MI, Harvey RM, Kuschner M, et al. Hemodynamic studies in tricuspid stenosis of rheumatic origin. Circ Res, 1953, 1(1): 49-57.

[13] Killip T 3rd, Lukas DS. Tricuspid stenosis, physiologic criteria for diagnosis and hemodynamic abnormalities. Circulation, 1957, 16(1): 3-13.

[14] Gorlin R, Gorlin SG. Hydraulic formula for calculation of the area of the stenotic mitral valve, other cardiac valves, and central circulatory shunts. I. Am Heart J, 1951, 41(1): 1-29.

[15] Oh JKSJ, Tajik AJ. The Echo Manual. 3rd ed. Philadelphia: Lippincott Williams & Wilkins, 2007.

[16] Hatle L, Brubakk A, Tromsdal A, et al. Noninvasive assessment of pressure drop in mitral stenosis by Doppler ultrasound. Br Heart J, 1978, 40(2): 131-140.

[17] Holen J, Aaslid R, Landmark K, et al. Determination of effective orifice area in mitral stenosis from non-invasive ultrasound Doppler data and mitral flow rate. Acta Med Scand, 1977, 201(1-2): 83-88.

[18] Fawzy ME, Mercer EN, Dunn B, et al. Doppler echocardiography in the evaluation of tricuspid stenosis. Eur Heart J, 1989, 10(11): 985-990.

[19] Zack CJ, Fender EA, Chandrashekar P, et al. National trends and outcomes in isolated tricuspid valve surgery. J Am Coll Cardiol, 2017, 70(24): 2953-2960.

[20] Nath J, Foster E, Heidenreich PA. Impact of tricuspid regurgitation on long-term survival. J Am Coll Cardiol, 2004, 43(3): 405-409.

[21] Lingamneni R, Cha SD, Maranhao V, et al. Tricuspid regurgitation: Clinical and angiographic assessment. Cathet Cardiovasc Diagn, 1979, 5(1): 7-17.

[22] Hahn RT, Mahmood F, Kodali S, et al. Core competencies in echocardiography for imaging structural heart disease interventions: An expert consensus statement. JACC Cardiovasc Imaging, 2019, 12(12): 2560-2570.

[23] Zoghbi WA, Adams D, Bonow RO, et al. Recommendations for noninvasive evaluation of native valvular regurgitation: A report from the American Society of Echocardiography Developed in Collaboration with the Society for Cardiovascular Magnetic Resonance. J Am Soc Echocardiogr, 2017, 30(4): 303-371.

[24] Lewis JF, Kuo LC, Nelson JG, et al. Pulsed Doppler echocardiographic determination of stroke volume and cardiac output: Clinical validation of two

new methods using the apical window. Circulation, 1984, 70(3): 425-431.

[25] Rokey R, Sterling LL, Zoghbi WA, et al. Determination of regurgitant fraction in isolated mitral or aortic regurgitation by pulsed Doppler two-dimensional echo-cardiography. J Am Coll Cardiol, 1986, 7(6): 1273-1278.

[26] Rivera JM, Vandervoort PM, Thoreau DH, et al. Quantification of mitral regurgitation with the proximal flow convergence method: A clinical study. Am Heart J, 1992, 124(5): 1289-1296.

[27] de Agustin JA, Viliani D, Vieira C, et al. Proximal isovelocity surface area by single-beat three-dimensional color Doppler echo-cardiography applied for tricuspid regurgitation quantification. J Am Soc Echocardiogr, 2013, 26(9): 1063-1072.

[28] Taramasso M, Maisano F. Novel technologies for percutaneous treatment of tricuspid valve regurgitation. Eur Heart J, 2017, 38(36): 2707-2710.

[29] Taramasso M, Pozzoli A, Guidotti A, et al. Percutaneous tricuspid valve therapies: The new frontier. Eur Heart J, 2017, 38(9): 639-647.

[30] Asmarats L, Puri R, Latib A, et al. Transcatheter tricuspid valve interventions: Landscape, challenges, and future directions. J Am Coll Cardiol, 2018, 71(25): 2935-2956. https: //doi.org/10.1016/j.jacc.2018.04.031.

第 5 章

三尖瓣疾病超声心动图评估

Thuy D. Nguyen, Jonathan M. Wong, Christiane Abouzeid, Atif N. Qasim

◎ 三尖瓣解剖学用于超声成像

了解三尖瓣的基本解剖结构，对于准确地进行瓣膜成像、定位病变以及指导干预是至关重要的。三尖瓣解剖学内容详见第 1 章，而在超声成像中还有几个关键点需要强调。

◇ 三尖瓣瓣叶的变异

三尖瓣瓣叶的大小可能存在显著性差异。与后叶相比，隔叶和前叶通常更大，且易于在超声上显像[1]。有些人的三尖瓣瓣叶可能多于三个，有些人的三尖瓣可能在功能上只有两个瓣叶（后叶融合或微小）。后叶位于右心室的下壁[2]。

三尖瓣瓣叶比二尖瓣瓣叶薄，这使得超声成像更具有挑战性[2,3]，特别是在三维成像方面。因此，了解经胸超声心动图（transthoracic echocardiography, TTE）和经食管超声心动图（transesophageal echocardiography, TEE）中不同二维视图的解剖结构特点是至关重要的。

◇ 标准二维经胸超声心动图（TTE）视图

使用多个二维视图来识别所有瓣叶及其病变是非常重要的（图 5.1 和图 5.2），因为三维图像可能并不适合所有人，或者图像可能被装置导管遮挡。只有一个二维视图——经胃短轴视图可以让人看到所有瓣叶（图 5.2f）。其他二维视图只能显示一个瓣叶（通常在短轴视图中的前叶）或两个瓣叶（前后叶、隔前叶或隔后叶）。

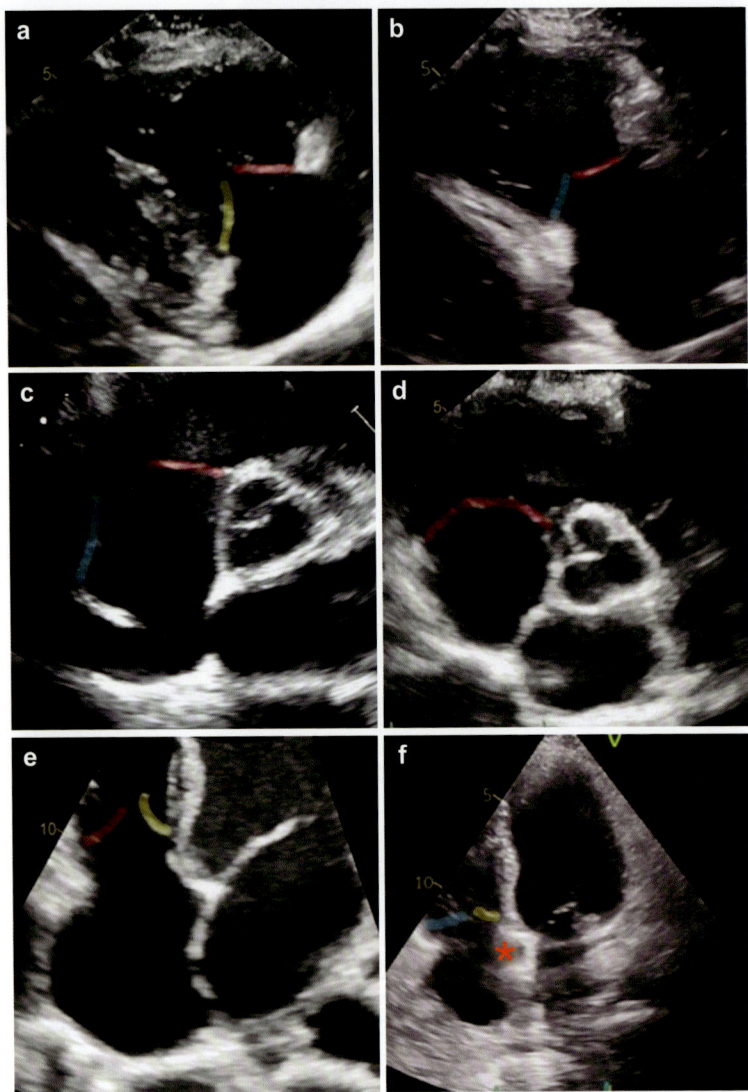

图 5.1　三尖瓣 TTE 成像。（a）胸骨旁右心室流入道切面。超声探头从标准胸骨旁长轴切面向下向右倾斜。当冠状窦口或肌部室间隔被显示时，可见的瓣叶有前叶（红色）和隔叶（黄色）。（b）胸骨旁右心室流入道切面。将超声探头更大幅度向下和向右倾斜，可显示后叶（蓝色），而不是隔叶。（c）胸骨旁短轴切面。前叶成像（红色）最靠近主动脉瓣。除此之外，后叶（蓝色）是最常见的。（d）胸骨旁短轴切面。当单一瓣叶显示时，通常是前叶（红色）。（e，f）心尖四腔切面。隔叶（黄色）因最靠近室间隔而易被识别。然而，相对的瓣叶可能是前叶或后叶，这取决于倾斜角度。显示主动脉或左心室流出道时可见前叶（红色），显示冠状窦（星号所示）时可见后叶（蓝色）

由于右心室大小和形状、心脏在胸腔内的朝向变化以及三尖瓣解剖结构的变异，所以二维视图中所见的瓣叶在形状和位置上可能有显著性差异。然而，邻近的结构可以帮助识别每个瓣叶：在室间隔切面中应可见隔叶，在主动脉平面中应可见前叶，在冠状窦平面中应可见后叶。

TTE 常被使用的标准视图有四个，包括右心室流入道（right ventricular inflow, RVIF）、胸骨旁短轴（parasternal short-axis, PSAX）、心尖四腔（apical four-chamber, A4C）和右心室聚焦（RV-focused, RVF）视图 [4]。在这些视图之间稍微调整角度可以呈现不同的瓣叶组合 [5]。

在 RVIF 视图中，可以看到前后叶或隔前叶。隔叶的最佳标志物是室间隔。如果室间隔在视图中（未完全旋转以移除左心室和室间隔），则看到的是隔叶和前叶（图 5.1a）。如果左心室完全移出视图，则看到的是后叶和前叶（图 5.1b）。

在 PSAX 视图中，最常见的是前叶和后叶，特别是在中心对合时（图 5.1c）[4]。如果看到单个瓣叶和主动脉瓣，那就是前叶，因为主动脉是前结构（图 5.1d）[4]。

在 A4C 视窗中，隔叶应清晰可见，另一个瓣叶是后叶还是前叶取决于探头更靠前（可见部分左心室流出道，图 5.1e）还是更靠后（可见冠状窦，图 5.1f）[4]。冠状窦的出现标志了后隔瓣叶，因为冠状窦在这些瓣叶的联合处进入右心房 [4]。动态扫视瓣膜通常有助于识别瓣叶。

◎ 标准二维经食管超声心动图（TEE）视图

以可见的邻近结构识别单个瓣叶的原则同样适用于标准二维经食管超声心动图（TEE）。在 0° 的四腔视图中可见到隔前叶或隔后叶。通过前屈或撤回探头，可逐渐看到左心室流出道（left ventricular outflow tract, LVOT）和主动脉瓣（五腔视图），以助于识别前叶（图 5.2a）。通过插入和后屈探头，可以有助于识别后叶，特别是在看到冠状窦时（图 5.2b）。

在短轴视图（30°～70°）中，就像 TTE 的胸骨旁短轴视图，通常可以看到前后叶（图 5.2c）。在视图中通常看不到隔叶；然而，使用多平面成像可以帮助识别隔叶及其相关病变（如对合不足、牵拉等）。通过前叶

（最靠近主动脉）的正交成像显示隔叶和前叶的对合，而通过后叶的正交成像识别隔叶和后叶的对合（图 5.2d, e）。如果需要，可以在对应平面上（110°～150°）单独评估这些视图。

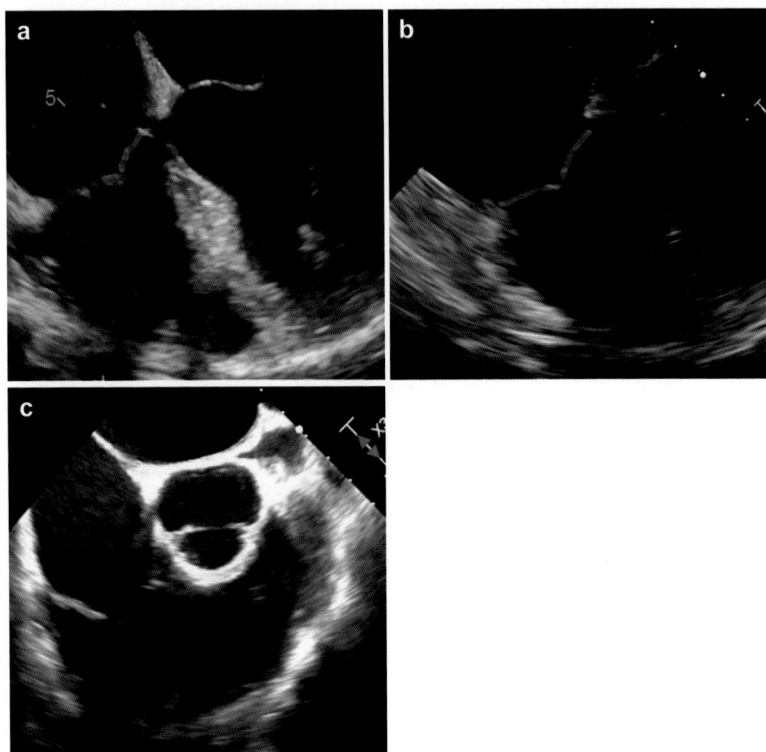

图 5.2　三尖瓣 TEE 成像。（a，b）四腔心切面。0° 时，可以看到隔 - 前叶或隔 - 后叶。左心室流出道（LVOT）或主动脉瓣的显示有助于识别前叶（a）。冠状窦（星号所示）有助于识别后叶（b）。（c）30°～70° 短轴切面。通常可见前叶（红色）和后叶（蓝色）；隔叶在该视图中通常不可见；然而，使用多平面成像有助于识别隔叶。（d，e）30°～70° 短轴正交切面。通过前叶（d）的正交成像显示隔叶（黄色）和前叶（红色）并置。通过后叶（e）的正交成像识别隔叶（黄色）和后叶（蓝色）并置。（f）经胃短轴切面。通过该二维 TEE 视图可同时识别三个叶：前叶（红色）、隔叶（黄色）和后叶（蓝色）。（g，h）经胃正交切面。通过前叶（g）的正交成像显示前叶（红色）和后叶（蓝色）并置。通过隔叶（h）的正交成像确定隔叶（黄色）和后叶（蓝色）并置。（i）经胃深部切面。在经胃深部切面通常可以看到隔叶（黄色）和前叶（红色），因为该视图是在看到主动脉瓣时通过前屈获得的。（j，k）经胃深部正交切面。隔叶正交成像（j）显示隔叶（黄色）和后叶（蓝色）并置。通过前叶（k）的正交成像识别前叶（红色）和后叶（蓝色）并

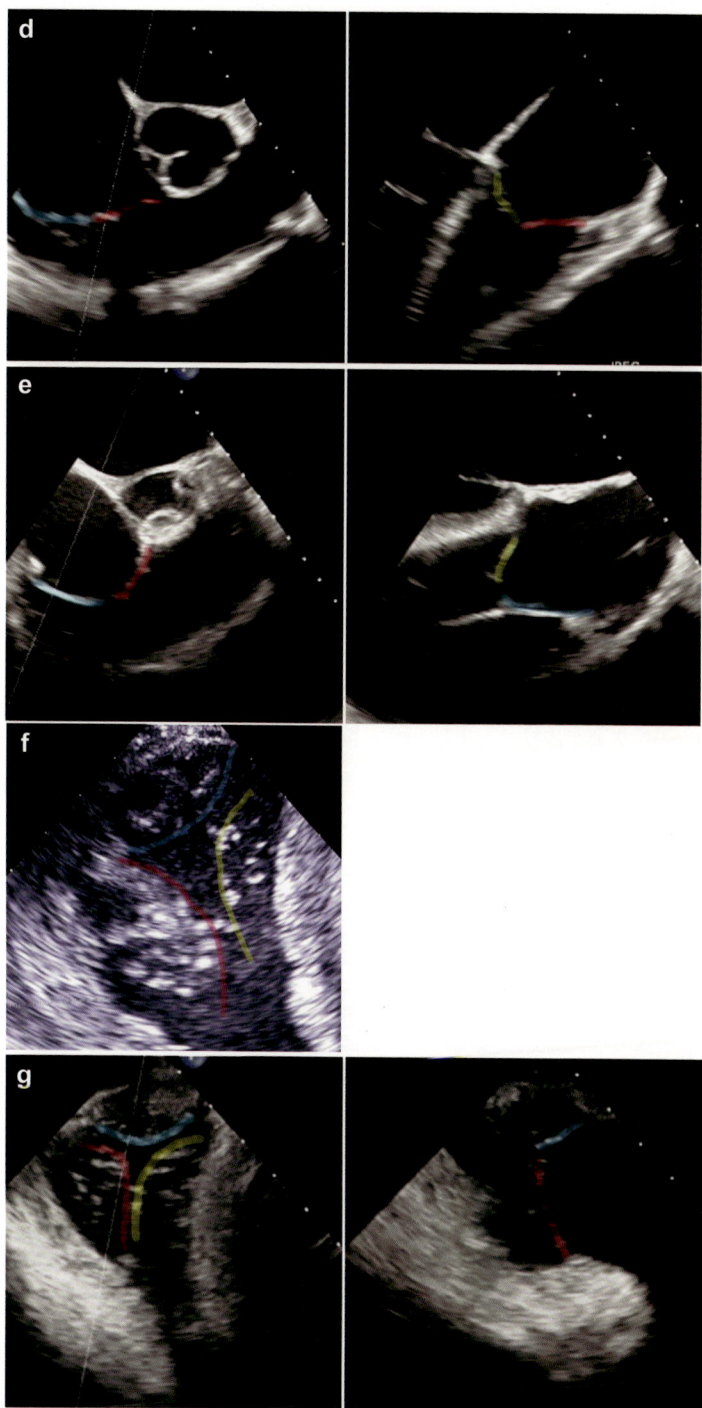

图 5.2（续）

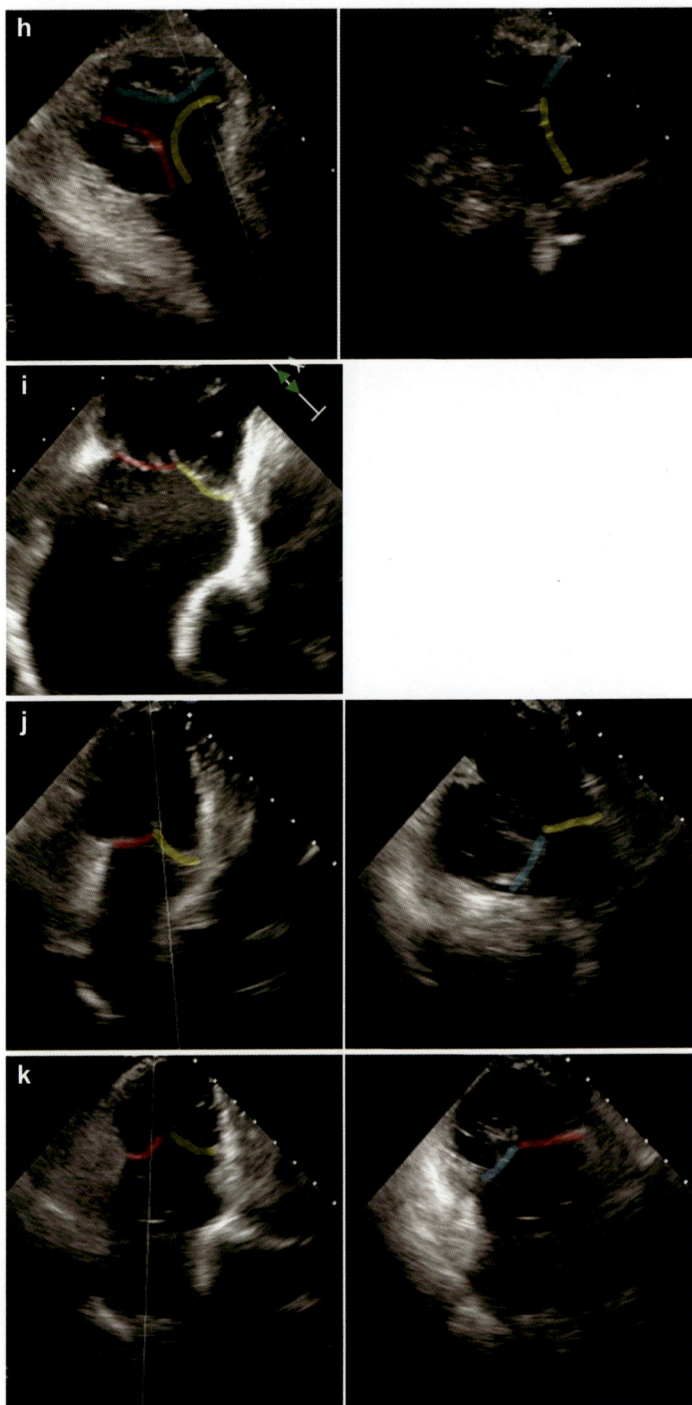

图 5.2（续）

经胃视图通常有助于识别带有装置或导管的患者的瓣叶，因为经胃视图中这些结构的阴影问题较少。其短轴视图是唯一能同时清楚识别三个瓣叶的二维 TEE 视图（图 5.2f）。可以使用其额外的正交平面成像来显示前后叶（图 5.2g）或隔后叶（图 5.2h）。经胃深部视图类似于 TTE 的四腔视图，通常可以看到隔前叶，因为该视图是通过前屈获得的，并且通常可以看到主动脉瓣（图 5.2i）。其正交平面可以显示隔后叶以及隔前叶（图 5.2j, k）。

◇ 三维视图

在三维成像显示三尖瓣面时确定一个统一的标准，对于团队合作制订手术计划是至关重要的。一些人主张将房间隔和隔叶显示的位置定义为 6 点钟方向 [5]；然而，有些人则将该瓣叶显示的位置定义为 9 点钟方向，类似于外科医生的视角，与二尖瓣视图的惯例一致。常规的经验是从最佳的二维图像（如 0°、短轴位或较深的胃底切面）开始，在中食管视图中获取三维图像。定位一个邻近结构并作为标志（如主动脉瓣），会有助于更好地旋转和定位图像以获得理想视图。图 5.3 所示为三维面视图的几个示例，有助于识别上述瓣叶解剖学的一些变化。图 5.3d 展示了从三维数据重建的正交平面，以帮助创建类似于胃底切面的视图。这种重建对于进行瓣环和瓣膜测量是非常有用的。

◇ 瓣环的测量

与二尖瓣瓣环相似，三尖瓣瓣环是非平面的，并且在心动周期中具有动态形状 [1]。理解形状的变化有助于进行适当的测量，以识别瓣环病理性扩张的情况。在右心室舒张期，三尖瓣瓣环呈现椭圆的鞍形，高点位于隔前和后外侧部分。相反，前外侧和隔后部分的位置较低 [3]。在正常心脏中，三尖瓣瓣环形态在右心室收缩期变得更平，更接近圆形 [1, 6]。

三尖瓣瓣环的直径和周长也是动态的，因此在心动周期内，测量值会有所不同 [2]。瓣环大小的变化主要发生在隔侧方向，因为隔叶相对固定，扩张发生在隔前或隔后叶之间的间隙中。三尖瓣瓣环在右心室舒张末期最大，在右心室收缩期最小 [1, 2, 7]。多篇文献指出，正常三尖瓣瓣环

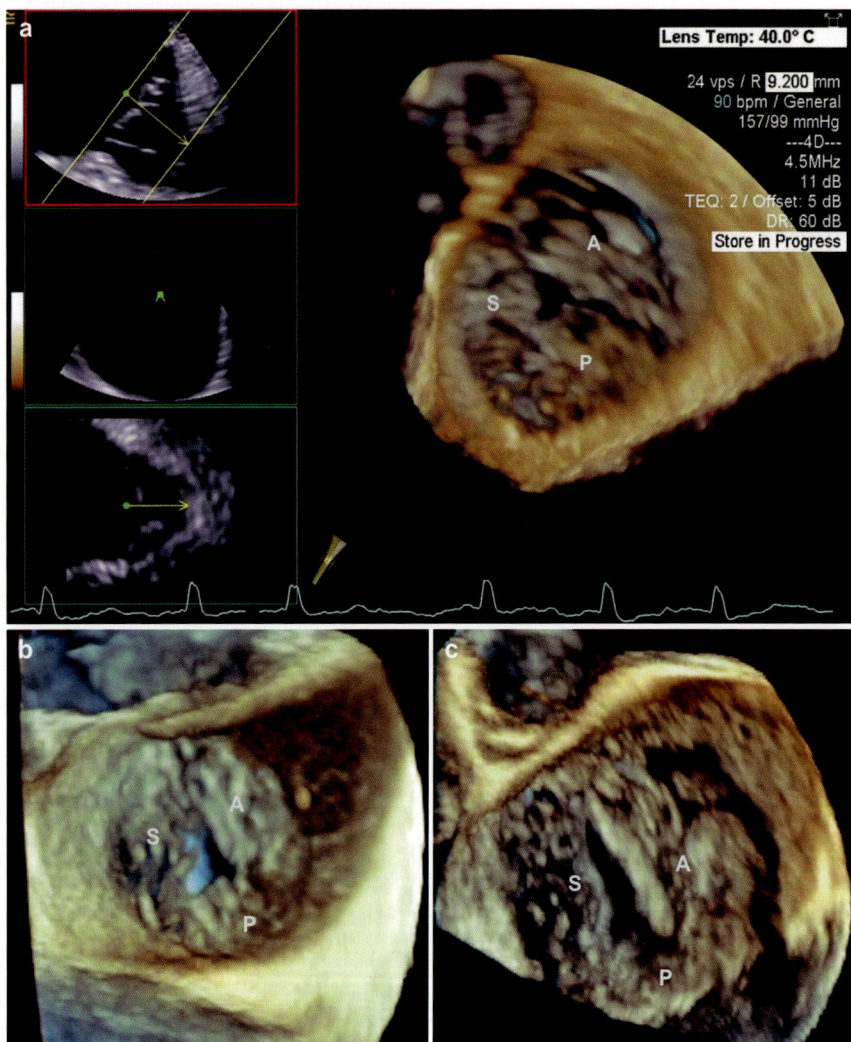

图 5.3　三尖瓣三维正视图。(a)该例三尖瓣三瓣叶的大小相似，连合处易于识别位置。(b)前后叶部分融合。(c)后叶较小，前叶和隔叶较大。(d)从显示正交二维视图的三维数据集重建的正面视图，该视图将瓣叶在其接合点对分

的大小受性别和体表面积(body surface area, BSA)的影响[1, 2, 7]。

　　这些变化导致文献中关于三尖瓣瓣环正常大小以及何时和在哪个平面进行测量最佳存在分歧[7]。目前，欧洲指南描述在超声心动图 A4C 视图中，成人在舒张末期的三尖瓣瓣环直径正常为 28mm ± 5mm[1, 8]。欧洲

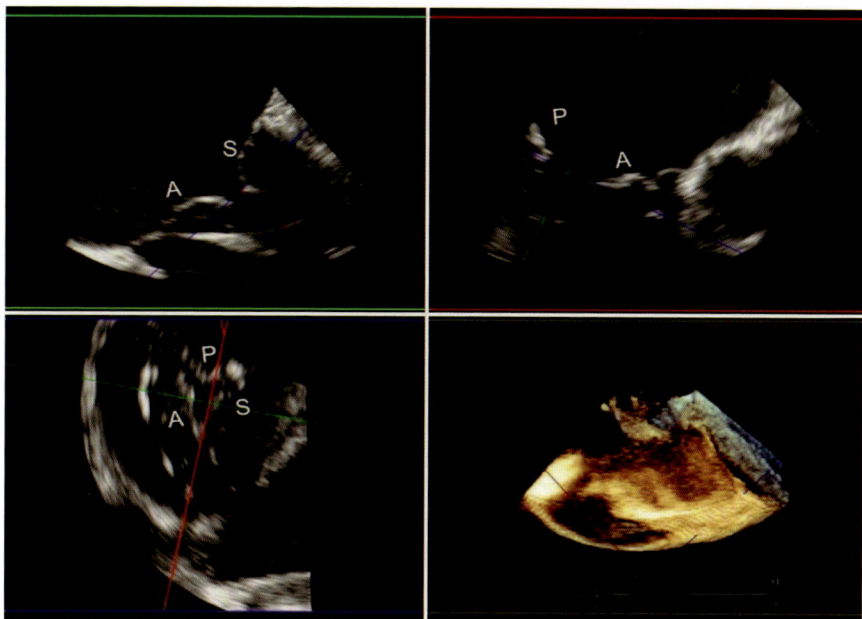

图 5.3（续）

和美国指南一致将超声心动图 A4C 视图中，成人在舒张期的三尖瓣瓣环直径＞40mm（＞21mm/m²）定义为扩张[1, 9]。然而，这些指南并未基于手术结果；并且研究表明，与三维超声心动图、MRI 或螺旋 CT 相比，二维超声心动图测量低估了三尖瓣瓣环的大小[2, 3, 7]。

在测量瓣环尺寸时，三尖瓣反流原因的鉴别是非常重要的，是瓣环扩张、瓣叶牵拉还是两者兼有。瓣叶牵拉通常与右心室远端的节段扩张并存；这在肺动脉高压等进程中可以观察到。瓣环的解剖结构可能被保留，但也可能存在瓣叶拴系现象。对心房增大、房颤或其他功能性三尖瓣反流（如主要右心室心肌病）患者来说，瓣环病变主要表现为底部可能显著扩张，瓣叶变平并且未能对合。其对合间隙通常比二尖瓣的要大得多，导致大量的三尖瓣反流，这对于手术策略的制定来说十分重要。

◎ 三尖瓣反流或狭窄的机制和严重程度评估

三尖瓣疾病的病因多样，但大多导致反流而非狭窄。梅奥诊所长达 25 年的一系列手术病理研究发现，74% 的三尖瓣病变为单纯反流，2% 为单纯狭窄[10]。反流和狭窄的严重程度决定了是否存在临床症状及其严重程度，并提示了心血管预后[11]。对血流动力学影响显著的三尖瓣反流或狭窄易导致右心衰竭，可能表现为外周水肿、肝瘀血、肝大和颈静脉扩张等。超声心动图对于识别病因并鉴定三尖瓣疾病的严重程度是至关重要的。

◇ 三尖瓣反流

通过超声心动图，可以在 80% ～ 90% 的正常人中识别出三尖瓣反流[12]。然而，中度或更严重的三尖瓣反流患病率＜1%。根据病因，三尖瓣反流可以分为原发性和继发性（表 5.1）。在通过超声心动图确诊的重度三尖瓣反流患者中，只有 9.5% 的患者被发现有器质性三尖瓣病变[13]。大约 75% ～ 80% 的重度三尖瓣反流是功能性的[14]。

表 5.1　三尖瓣反流的原因

原发性 (20%)	继发性 (80%)
黏液样变性	左心病（瓣膜疾病，左心室功能障碍）
风湿性心脏病	任何导致肺动脉高压的原因
心内膜炎	任何导致右心室功能障碍的原因
类癌综合征	
药物诱发（食欲抑制剂，芬氟拉明）	特发性（与房颤相关）
外伤性（钝性胸部损伤，撕裂）	
医源性（装置电极，右心室活检）	
先天性（Ebstein 畸形）	

改编自参考文献 [6]

◇ 原发性三尖瓣反流

典型的超声心动图特征可以用来区分原发性三尖瓣反流的病因。三尖瓣和二尖瓣同时存在黏液样变性的患病率尚不确定。有研究显示，10% ～ 20% 的二尖瓣脱垂患者也存在三尖瓣脱垂[15]。单纯的三尖瓣黏液样变性比二尖瓣黏液样变性少见，尸检研究表明，单纯的三尖瓣黏液样变性的患病率为 0.3% ～ 3.0%[16]。相对于左心瓣膜，原发性三尖瓣黏液样变性患者的手术干预并不常见。北京一项研究显示，只有 4% 的三尖瓣黏液样变性患者接受了手术干预[14]。在超声心动图上，三尖瓣黏液样变性的外观特征与二尖瓣疾病相似，可能包括瓣叶增厚和鼓起，伴有节段性脱垂和松弛（图 5.4a）。

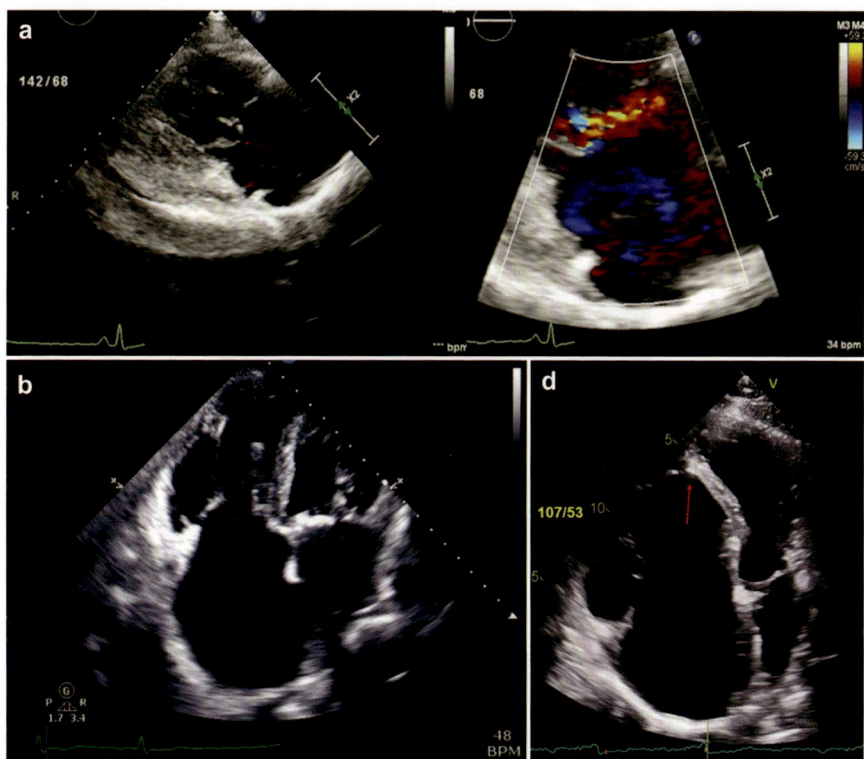

图 5.4　（a）三尖瓣脱垂。左图：右心室胸骨旁流入道切面，显示隔叶脱垂和翻滚（箭头所示）（视频 5.1a）。冠状窦也可见（星号所示）。右图：胸骨旁右心室流入道血流放大图，彩色多普勒显示偏心射流远离脱垂的瓣叶（见视频 5.1a）。（b）风湿性心脏病。心尖四腔切面显示三尖瓣瓣叶增厚和活动受限，以及瓣环扩张和右心房扩大（视频 5.1b）。在肺动脉高压的情况下，也存在明显的右心室扩大和三尖瓣瓣叶拴系，导致三尖瓣之间存在较大的接合间隙。这名患者也有严重的风湿性二尖瓣和主动脉狭窄。（c）类癌。左上图：胸骨旁右心室流入道切面血流图，显示类癌性三尖瓣病变患者三尖瓣活动度降低（视频 5.1c）。右上图：通过三尖瓣的舒张彩色血流加速（见视频 5.1c）。下图：连续波多普勒通过三尖瓣显示三尖瓣反流伴肺动脉高压和三尖瓣狭窄。（d）Ebstein 的畸形。心尖四腔切面显示三尖瓣隔叶严重向心尖移位（箭头所示）和右心室扩张（视频 5.1d）

瓣反流的相关性较小[27]。心脏电子装置还可能导致右心室重构，这是心脏电子装置相关三尖瓣反流的另一个潜在机制[28]。

◇ **继发性三尖瓣反流**

继发性或功能性三尖瓣反流，比原发性三尖瓣反流更为常见。继发性三尖瓣反流可以根据病因进一步定义，病因包括左心疾病、肺动脉高压、心房心肌病和房颤背景下的继发性瓣环扩张以及原发性右心室功能障碍等（表5.1）。在肺动脉高压的情况下，右心室重构和延长，通常伴有心室中段扩张和三尖瓣下结构的顶端位移，导致瓣叶牵拉和对合间隙（图5.6a）。在原发性右心室心肌病中，如致心律失常性右室心肌病（ARVC），因为在游离壁方向逐渐扩张，可能出现三尖瓣瓣环扩张，导致鞍形环变平和变圆[29]（图5.6b）。在左心疾病[30]、肺动脉高压[31]和右心室功能障碍[11]中，功能性三尖瓣反流的程度是影响预后的独立因素。

"特发性"或"孤立性"的三尖瓣反流有时与房颤相关，这也是另一种常见的功能性原因[13]。在这种情况下，主要机制是瓣环向游离壁方向过度扩张（图5.6c），伴有孤立的基底右心室扩张和右心房扩张[29]。与右心室功能障碍和延长引起的三尖瓣反流相比，器质性三尖瓣反流瓣叶牵拉区域通常可以忽略不计。三尖瓣反流的这种病因与老龄、女性、小体表面积和高血压相关[32]。特发性原因导致的严重三尖瓣反流也独立地与发病率和死亡率增加相关[33, 34]。在继发性三尖瓣反流中，全面的超声心动图评估包括评估左心房室和瓣膜、肺血管、右心室重塑和功能、三尖瓣瓣叶牵拉、三尖瓣瓣环和三尖瓣反流的严重程度等[35]。

◇ **超声心动图评估三尖瓣反流的严重程度**

超声心动图仍然是评估三尖瓣反流严重程度的最常用和最全面的方法。心脏磁共振（magnetic resonance, MR）和计算机断层扫描血管造影（computer tomography angiography, CTA）也是可以量化和评估三尖瓣反流的无创检查方法。每种方式都有其优缺点。为了表征原发性三尖瓣反流的严重程度，美国超声心动图学会指南[36]建议使用结构、定性、半定量和定量参数进行全面评估（表5.2）。

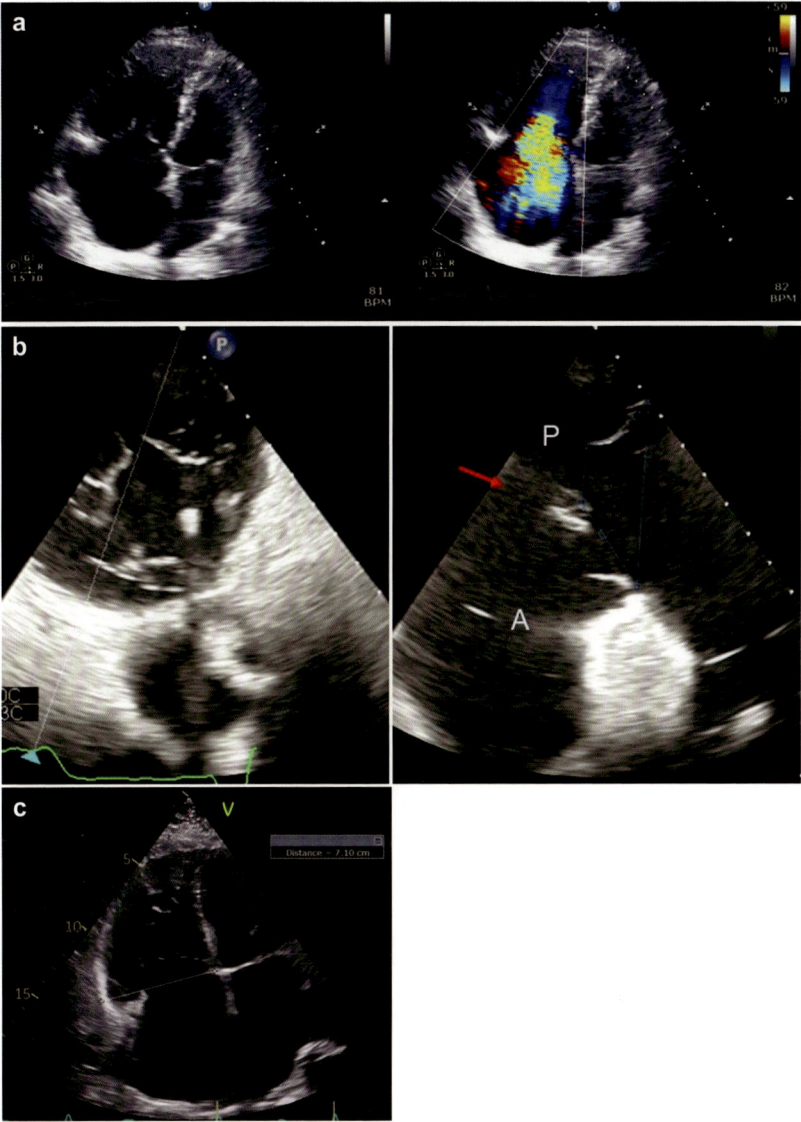

图 5.6　继发性三尖瓣反流病例。(a)肺动脉高压引起的三尖瓣反流。注意三尖瓣瓣叶的拴系和无明显瓣环扩张导致严重的三尖瓣反流，彩色射流的起源远低于瓣环平面(视频 5.3a)。(b)致心律失常性右心室心肌病引起的三尖瓣反流。左：收缩期早期三尖瓣经胃视图(视频 5.3b)。右：前后叶正交视图(见视频 5.3b)。该患者有严重的右心室功能障碍和严重的三尖瓣反流，有明显的隆起区(蓝色轮廓)和接合间隙(红色箭头)。(c)特发性三尖瓣反流。收缩早期，右心室焦点心尖四腔切面显示严重的右心室增大、三尖瓣瓣环扩张和三尖瓣瓣叶对合不良(视频 5.3c)。该患者有房颤引起的特发性三尖瓣反流

表 5.2　三尖瓣反流的超声心动图评估指标

结构性	轻　度	中　度	重　度
三尖瓣形态	**正常或轻度异常**	中度异常	**重度病变，例如 瓣叶飘浮、大穿孔**
右心室和右心房大小	通常正常	正常或轻度扩大	通常扩张[a]
下腔静脉直径	正常 <2cm	正常或轻度扩张 (2.1～2.5cm)	扩张>2.5cm
定性多普勒			
彩色血流束面积[b]	**小、窄、中央**	中等中央	**大的中央或偏心壁冲击性血流束**
血流汇聚区	**不可见、瞬态或小**	中等大小和持续时间	**整个收缩期大**
CWD 喷射	**微弱/部分/抛物线形**	密集、抛物线形或三角形	密集，常为三角形
半定量评估			
彩色血流束面积(cm²)[b]	未定义	未定义	**>10**
VCW(cm)	<0.3	0.3～0.69	**≥0.7**
PISA 半径(cm)[c]	≤0.5	0.6～0.9	**>0.9**
肝静脉血流[d]	收缩期优势	收缩期变钝	收缩期递流
三尖瓣血流[d]	**A 波占主导**	收缩期流平或变钝	E 波>1.0m/s
定量评估			
EROA(cm²)	<0.20	0.20～0.39[e]	≥0.40
反流量(mL)	<30	30～44[e]	≥45

改编自参考文献 [29]。

加粗的标志被认为是特定于其三尖瓣反流等级的。

CWD：continuous-wave Doppler，连续波多普勒；EROA：effective regurgitant orifice area，有效反流孔面积；IVC：inferior vena cava，下腔静脉；PISA：proximal isovelocity surface area，近端等速表面积；RA：right atrium，右心房；RV：right ventricle，右心室；RVol：regurgitant volume，反流量；VCW：vena contracta width，收缩期血流束宽度。

[a] 在急性重度三尖瓣反流患者中，右心室和右心房大小可能在"正常"范围内。

[b] 采用 Nyquist 极限>50～70cm/s。

[c] 采用基础 Nyquist 极限偏移 28cm/s。

[d] 这些迹象并不特异，受许多其他因素（右心室舒张功能、房颤、右心房压力）影响。

[e] 目前的数据不足以进一步区分这些值。

彩色多普勒血流束面积受多种参数影响，包括功率、增益、组织优先级设置、混叠速度和射流偏心性等[37]。与二尖瓣反流相比，在相同的有效反流口面积（EROA）下，三尖瓣反流的彩色血流束面积通常较小，这是由较低的血流速度及动量守恒所致的[38]。缩流颈指对彩色血流束最狭窄处的测量，可通过二维（宽度）或三维（面积）超声心动图进行评估。三维分析显示，缩流颈通常呈椭圆形或新月形[39]。因此，二维测量方法可能因成像窗口不同而有所变化。连续波多普勒速度曲线是另一种定性评估方法，但在轻微或轻度三尖瓣反流时，其信号较弱且不完整。当三尖瓣反流严重时，由于右心房压力在收缩早期就迅速升高，所以其速度谱包络线变得致密、完整，并呈三角形。

肝静脉收缩期逆向血流是严重三尖瓣反流的常见特征，但并非特异性指标，也可见于伴有逆行 P 波的心室或交界性心律[37]。目前，尚无明确的反流量阈值可用于判断肝静脉收缩期逆向血流的发生。右心房容量较小、全身静脉压升高以及右心室功能受损的患者，即使三尖瓣反流程度较轻，也可能出现肝静脉收缩期逆流[37]。

定量评估可通过近端收敛法和容积量化分析进行[36]。近端等速面法（PISA）利用混叠速度，假设血流以半球形等速层流向反流瓣口，从而估算流量。根据质量守恒定律，有效反流口面积可通过将流量除以连续波多普勒测得的最大速度计算得到。然而，受几何和时间假设的限制，近端等速面法可能低估有效反流口面积的实际值。容积评估则比较反流瓣口的搏出量与参考搏出量（通常为左室流出道，LVOT）[37]。三尖瓣环可通过 2D 双平面或 3D 成像测量，有效反流口面积亦可直接通过 3D 彩色血流缩流颈评估。严重三尖瓣反流的超声特征见图 5.7。由于三尖瓣反流常到疾病晚期才被诊断出，所以近年来一种新的三尖瓣反流分级系统（表5.3）被提出，但尚未得到广泛验证[40]。值得注意的是，在三尖瓣反流严重的病例中，有效反流口面积可超过"严重"临界值的 3～4 倍，并伴随明显的瓣叶分离，这种程度的反流在二尖瓣中是无法兼容的。

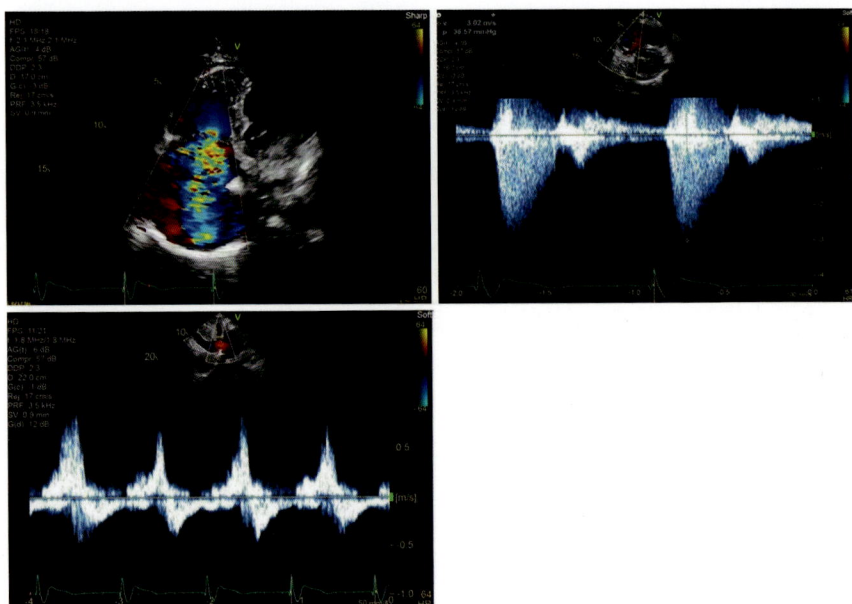

图 5.7　严重三尖瓣反流的特征。左上图：彩色多普勒射流面积＞10cm²（视频 5.4）。右上图：三角形连续波三尖瓣反流信号。下图：肋下窗肝静脉血流收缩期逆流

表 5.3　提议的新三尖瓣反流分级系统

参　数	轻　度	中　度	重　度	巨　量	极大量
VC 宽度 [a]	＜3mm	3～6.9mm	7～13mm	14～20mm	≥21mm
EROA（PISA）	＜20mm²	20～39mm²	40～59mm²	60～79mm²	≥80mm²
3D VC 面积			75～94mm²	95～114mm²	≥115mm²

改编自参考文献 [29]。
EROA：effective regurgitant orifice area，有效反流孔面积；PISA：proximal isovelocity surface area，近端等速表面积；VC：vena contracta，收缩期血流束。
[a] VC 宽度通过两个正交视图的平均值计算

◇ 原发性三尖瓣狭窄

三尖瓣狭窄是一种罕见的疾病。在成人中，其原因最常见的是风湿性疾病，也可能是先天性异常、代谢紊乱（如类癌、法布里病、惠普尔病）和心内膜炎等 [41]。当三尖瓣狭窄由风湿性疾病引起时，很少是孤立的。严重三尖瓣狭窄的超声心动图表现有平均跨瓣压差 ≥5mmHg、流入时间 - 速度积分 ＞60cm、压力减半时间 ≥190ms 和瓣口面积 ≤1cm² [42]。

◇ 人工三尖瓣疾病

因为考虑到瓣膜血栓的发生风险，所以在三尖瓣位置用生物瓣膜比机械瓣膜更常见。人工三尖瓣的超声心动图评估与原发性三尖瓣疾病相似。人工三尖瓣疾病的并发症与人工瓣膜引起的其他并发症类似，如因增生、增厚或钙化引起的梗阻，以及瓣周漏、瓣叶撕裂、瓣膜撕脱、血栓或赘生物等。

考虑到人工瓣膜流速随呼吸而发生变化，无论基础节律如何，应使用 5 个心动周期的平均值[43]。虽然数据有限，但通过测量左心室流出道（LVOT）搏出量和人工瓣膜的时间 - 速度积分（VTI），可以计算人工瓣膜的有效开口面积（EOA）；然而，若存在显著的三尖瓣反流，则测量将不准确。如果流经三尖瓣口的血流峰值速度达到 > 1.7m/s 且平均梯度 ≥ 6mmHg，压力减半时间 ≥ 230ms，则提示人工三尖瓣狭窄（图 5.8）。如果射流面积 > 10cm²，收缩期肝静脉反流，人工三尖瓣反流的彩色窄口宽度 > 0.7cm，并且射流轮廓和密度早期达到峰值且密集，则提示人工三尖瓣反流。相反，梅奥诊所的研究显示，生物人工三尖瓣手术后获得的"正常值"包括压力减半时间 < 200ms，平均跨瓣压差 < 9mmHg，E 速度 < 2.1m/s，三尖瓣 VTI < 66cm，以及 VTI（TV）/VTI（LVOT）< 3.3[44]。类似地，机械三尖瓣在手术后不久的正常超声心动图参数包括压力减半

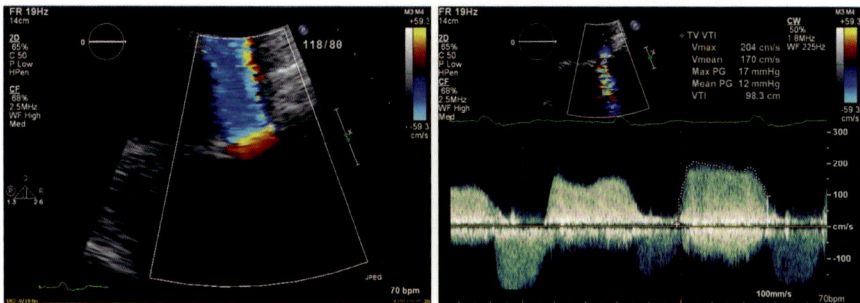

图 5.8　人工三尖瓣狭窄。左图：缩放的心尖四腔 TTE 视图，显示了在舒张期通过圣尤达公司（St.Jude）3mm 三尖瓣人工瓣膜的彩色血流加速与三尖瓣狭窄一致（视频 5.5）。右图：三尖瓣跨瓣梯度显示峰值流速 > 2m/s，平均梯度为 12mmHg，提示人工瓣膜严重狭窄

时间＜ 130ms，峰值 E 速度＜ 1.9m/s，平均跨瓣压差＜ 6mmHg[45]。

目前，对经皮修复的三尖瓣评估的经验较少，因为目前没有相应的经 FDA 审批的装置[46]。许多装置尚在开发中。在三尖瓣缘对缘修复研究中，从多个射流中计算了静脉收缩、EROA 和反流量，这些方法还需要进一步验证[47]。

◎ 三尖瓣介入的影像评估

◇ 新兴疗法

严重三尖瓣反流往往预后不良，并且与手术相关的不良事件发生率和死亡率也很高，近年来经导管疗法不断发展[48]。经皮三尖瓣介入手术需要在手术前和手术中准确评估三尖瓣，以进行正确定位。根据三尖瓣反流的类型进行相应影像学检查。

为了确定最佳的干预措施，需要准确评估三尖瓣解剖结构、三尖瓣反流的机制，以及瓣环或腔静脉的大小。其需要考虑的关键特征包括三尖瓣瓣环的尺寸，跨瓣膜的起搏导线的存在及其是否影响瓣膜功能，以及三尖瓣瓣叶是否因类癌或风湿性疾病而脱垂或纤维化[49]。

若病理情况复杂，还需要多模态成像。超声心动图通常是评估三尖瓣解剖结构和功能的第一步，而对瓣膜、瓣环尺寸和右心室功能的评估通常需要借助心脏 MRI（见第 6 章）和心脏 CT（见第 7 章）。

◇ 经导管三尖瓣干预

鉴于确诊的严重三尖瓣反流患者越来越多，且他们手术风险往往较高或无法手术，亟须可行、持久且安全的解决方案，而经导管瓣膜治疗就提供了这样一种解决方案[50]。目前可选的治疗方法包括腔静脉内的异位经导管瓣膜、三尖瓣瓣环成形术、二尖瓣夹（MitraClip）以及瓣 / 环中瓣。

◇ 异位经导管瓣膜

三尖瓣失效可导致静脉过度瘀血，而在下腔静脉和上腔静脉中植入球囊或自膨式经导管瓣膜，可以减少血液反流。因此，严重三尖瓣反流和下腔静脉收缩期逆流的患者可能从经导管瓣膜放置中受益。在手术前必须测量腔房交界处到第一肝静脉的距离，以及腔静脉的尺寸和右心室功能。HOVER 和 TRICAVAL 试验也评估了这种介入方法。

首先，必须通过 TTE 或 CMR 证实三尖瓣失效的严重程度和右心室功能。然后，通过 MDCT 确定腔静脉的尺寸和从腔房交界处到第一肝静脉的距离。如果尺寸小于预期，可能会在植入三尖瓣后导致梗阻。另一方面；如果腔静脉交界过大（可能发生在右心房扩张的情况下），则存在瓣膜移位的风险。最后，如果右心室功能严重受损，那么在装置植入后，由于右心房和右心室压力升高，进一步的右心房和右心室重构可能不利于症状改善[50]。

◇ **经导管三尖瓣瓣环成形术装置**

经导管三尖瓣瓣环成形术装置可以直接锚定在三尖瓣瓣环（直接环成形术）或放置在房室沟周围的心包腔内（间接环成形术）。PTVAS、SCOUT 和 SCOUT Ⅱ 试验继续评估 Trialign 装置直接环成形术的安全性和有效性。PREVENT 试验聚焦于另一种替代性直接瓣环成形术装置——Tricinch 装置的安全性和有效性评估。

对于直接环成形术，首先是通过 TTE 或 CMR 确定功能性三尖瓣反流的严重程度。然后，使用 MDCT 确定右冠状动脉（right coronary artery, RCA）沿着或横跨（较少见）房室沟的路径。在手术前规划中，MDCT 还用于获得右冠状动脉与三尖瓣瓣环之间的距离，并标记房室沟。对于防止冠状动脉在装置植入期间受到压迫，明确右冠状动脉和其他心外膜冠状动脉的路径是至关重要的。如果右冠状动脉与三尖瓣瓣环之间的距离至少有 2mm，则装置的锚或垫片均可安全地避开右冠状动脉。

对于间接环成形术，重要的是确定心外冠状动脉相对于房室沟的位置，以防止压迫并确保经心房心包内三尖瓣瓣环成形系统不会穿过冠状动脉。另外，由于心包间隙是通过右心耳进入的，所以必须确认右心耳叶位于心包前部[50]。

对于中度至重度三尖瓣瓣环扩张且无显著牵拉的继发性三尖瓣反流

患者，仍然可以选择环成形术装置。目前，约 30% 的患者应用了这些装置。如果存在更显著的环扩张和牵拉，则环成形术可以与 MitraClip 装置等结合使用[51]。

◇ 使用 MitraClip 装置进行缘对缘成形

功能性三尖瓣反流的实验模型显示，通过夹闭隔叶和前叶可以显著减少 EROA 和反流量，从而增加心排血量，这些技术已获得支持和认可[52]。为选择合适的患者，需要重点评估三尖瓣解剖结构、对合间隙的位置以及哪片瓣叶牵拉最严重[50]。手术前需要确定最大的射流位置、三尖瓣瓣叶的运动形态和长度。

三尖瓣反流的严重程度必须通过 TTE、TEE 进行评估，必要时用 CMR 评估。然后，对于确定最大的 EROA，TTE 检查是至关重要的。三维超声心动图具有高时间和空间分辨率，为了进一步了解对合间隙和瓣叶解剖结构，三维超声心动图检查显得非常重要。如果瓣叶之间的对合间隙过大或三尖瓣瓣叶牵拉过度，手术会变得更加困难。对由三尖瓣脱垂或起搏器导线放置而导致的原发性三尖瓣反流且无严重三尖瓣瓣环扩张的患者，MitraClip 是最合适的。MitraClip 对中度三尖瓣瓣环扩张或牵拉的继发性三尖瓣反流可能仍然是有益的。目前，这些装置代表了最常用（超过 50%）的经皮导管技术。如果右心室已经显著重构，并且存在严重的三尖瓣瓣环扩张和牵拉，则经导管瓣膜置换可能更合适[51]。

◇ 经导管瓣膜置换

如果患者的三尖瓣瓣环成形术失败或三尖瓣生物瓣衰败，可能需要通过经导管 Sapien 瓣膜或 Melody 瓣膜进行环中瓣或瓣中瓣手术。

在手术前，首先必须通过 TTE 确定功能障碍的严重程度和机制。确定是否有瓣旁反流或瓣膜反流是至关重要的。环瓣膜的尺寸也很关键——TTE、TEE 和多排 CT（MDCT）可以帮助实现这些目标。如果缝合环不完整，将导致导管装置部署的不对称着陆区缩短[50]。此外，现有环或人工瓣的尺寸必须与经导管装置兼容。经导管瓣膜置换可用于因风湿性疾病或导线放置导致严重三尖瓣瓣环扩张的原发性三尖瓣反流患者，也可用于有继发性三尖瓣反流、仅中度三尖瓣瓣环扩张或严重扩张但右心室功能正常或轻度减弱的患者。在各种经导管瓣膜置换模型开发过程中，选择适当尺寸的植入物可以在策略规划阶段发现显著的环扩张和瓣周漏问题[49]。

◎ 未来发展方向

　　TriValve 登记的一项研究纳入了 312 名具有严重临床症状的三尖瓣反流高风险患者，其中成功植入装置的患者的存活率有所提升。此外，手术失败相关的主要因素是对合深度大，这意味着存在瓣膜拴系[53]。尽管该研究人群总体风险较高，且注册研究主要纳入基于同情使用原则的患者，但本研究为这些介入治疗手段的潜力提供了重要见解。该研究还强调了患者选择的重要性，患者疾病进展较晚且具有右心室重构和功能障碍特征，则手术成功率要低些。对严重三尖瓣反流的经导管介入治疗领域是一个新的发展方向。而提供准确预测的评分系统、装置长期耐久性和术后抗凝问题仍在研究中。本章所探讨的新型装置以及多模态成像技术将为该疾病的治疗开辟新的方法。

参考文献

[1] Hahn RT, Waxman AB, Denti P, et al. Anatomic relationship of the complex tricuspid valve, right ventricle, and pulmonary vasculature: A review. JAMA Cardiol, 2019, 4(5): 478-487.

[2] Muraru D, Hahn RT, Soliman OI, et al. 3-Dimensional echocardiography in imaging the tricuspid valve. JACC Cardiovasc Imaging, 2019, 12(3): 500-515.

[3] Khalique OK, Cavalcante JL, Shah D, et al. Multimodality imaging of the tricuspid valve and right heart anatomy. JACC Cardiovasc Imaging, 2019, 12(3): 516-531.

[4] Addetia K, Yamat M, Mediratta A, et al. Comprehensive two-dimensional interrogation of the tricuspid valve using knowledge derived from three-dimensional echocardiography. J Am Soc Echocardiogr, 2016, 29(1): 74-82.

[5] Hahn RT. State-of-the-art review of echocardiographic imaging in the evaluation and treatment of functional tricuspid regurgitation. Circ Cardiovas Imaging, 2016, 9(12): e005332.

[6] Taramasso M, Gavazzoni M, Pozzoli A, et al. Tricuspid regurgitation. JACC Cardiovasc Imaging, 2019, 12(4): 605-621.

[7] Addetia K, Muraru D, Veronesi F, et al. 3-Dimensional echocardiographic analysis of the tricuspid annulus provides new insights into tricuspid valve geometry and dynamics. JACC: Cardiovasc Imaging, 2019, 12: 401-412.

[8] Lancellotti P, Moura L, Pierard LA, et al. European Association of Echocardiography. European Association of Echocardiography recommendations for the assessment of valvular regurgitation. Part 2: Mitral and tricuspid regurgitation (native valve disease). Eur J Echocardiogr, 2010, 11(4): 307-332.

[9] Nishimura RA, Otto CM, Bonow RO, et al. 2014 AHA/ACC guideline for the management of patients with valvular heart disease: A report of the American College of Cardiology/American Heart Association Task Force on practice guidelines. Circulation, 2014, 129: e521-e643.

[10] Hauck AJ, Freeman DP, Ackermann DM, et al. Surgical pathology of the tricuspid valve: A study of 363 cases spanning 25 years. Mayo Clin Proc, 1988, 63(9): 851-863.

[11] Nath J, Foster E, Heidenreich PA. Impact of tricuspid regurgitation on long-term survival. J Am Coll Cardiol, 2004, 43(3): 405-409.

[12] Singh JP, Evans JC, Levy D, et al. Prevalence and clinical determinants of mitral, tricuspid, and aortic regurgitation (the Framingham Heart Study). Am J Cardiol, 1999, 83(6): 897-902.

[13] Mutlak D, Lessick J, Reisner SA, et al. Echocardiography-based spectrum of severe tricuspid regurgitation: The frequency of apparently idiopathic tricuspid regurgitation. J Am Soc Echocardiogr, 2007, 20(4): 405-408.

[14] He Y, Guo Y, Li Z, et al. Echocardiographic determination of the prevalence of primary myxomatous degeneration of the cardiac valves. J Am Soc Echocardiogr, 2011, 24(4): 399-404.

[15] Come PC, Riley MF, Carl LV, et al. Pulsed Doppler echocardiographic evaluation of valvular regurgitation in patients with mitral valve prolapse: Comparison with normal subjects. J Am Coll Cardiol, 1986, 8(6): 1355-1364.

[16] van Son JAM, Miles CM, Starr A. Tricuspid valve prolapse associated with myxomatous degeneration. Ann Thorac Surg, 1995, 59(5): 1237.

[17] Henein MY, O'Sullivan CA, Li W, et al. Evidence for rheumatic valve disease

in patients with severe tricuspid regurgitation long after mitral valve surgery: The role of 3D echo reconstruction. J Heart Valve Dis, 2003, 12(5): 566.

[18] Bernal JM, Pontón A, Diaz B, et al. Surgery for rheumatic tricuspid valve disease: A 30-year experience. J Thorac Cardiovasc Surg, 2008, 136(2): 476-481.

[19] Connolly HM, Pellikka PA. Carcinoid heart disease. Curr Cardiol Rep, 2006, 8(2): 96-101.

[20] Bhattacharyya S, Davar J, Dreyfus G, et al. Carcinoid heart disease. Circulation, 2007, 116(24): 2860-2865.

[21] Attenhofer Jost CH, Connolly HM, Dearani JA, et al. Ebstein's anomaly. Circulation, 2007, 115(2): 277.

[22] Danielson GK, Driscoll DJ, Mair DD, et al. Operative treatment of Ebstein's anomaly. J Thorac Cardiovasc Surg, 1992, 104(5): 1195-1202.

[23] BookerOJ, NandaNC. Echocardiographic assessment of Ebstein's anomaly. Echocardiography, 2015, 32(S2): S177-S188.

[24] Fanari Z, Hammami S, Hammami MB, et al. The effects of right ventricular apical pacing with transvenous pacemaker and implantable cardioverter defibrillator on mitral and tricuspid regurgitation. J Electrocardiol, 2015, 48(5): 791-797.

[25] Addetia K, Harb SC, Hahn RT, et al. Cardiac implantable electronic device lead-induced tricuspid regurgitation. JACC Cardiovasc Imaging, 2019, 12(4): 622-636.

[26] Mediratta A, Addetia K, Yamat M, et al. 3D echocardio-graphic location of implantable device leads and mechanism of associated tricuspid regurgitation. JACC Cardiovasc Imaging, 2014, 7(4): 337-347.

[27] Seo Y, Ishizu T, Nakajima H, et al. Clinical utility of 3-dimensional echocardiography in the evaluation of tricuspid regurgitation caused by pace-maker leads. Circ J, 2008, 72(9): 1465-1470.

[28] Vaturi M, Kusniec J, Shapira Y, et al. Right ventricular pacing increases tricuspid regurgitation grade regardless of the mechanical interference to the valve by the electrode. Eur J Echocardiogr, 2010, 11(6): 550-553.

[29] Prihadi EA, Delgado V, Leon MB, et al. Morphologic types of tricuspid regurgitation: Characteristics and prognostic implications. JACC Cardiovasc Imaging, 2019, 12(3): 491-499.

[30] Bartko PE, Arfsten H, Frey MK, et al. Natural history of functional tricuspid regurgitation: Implications of quantitative Doppler assessment. JACC

Cardiovasc Imaging, 2019, 12(3): 389-397.

[31] Bustamante-Labarta M, Perrone S, de la Fuente RL, et al. Right atrial size and tricuspid regurgitation severity predict mortality or transplantation in primary pulmonary hypertension. J Am Soc Echocardiogr, 2002, 15(10): 1160-1164.

[32] Utsunomiya H, Itabashi Y, Mihara H, et al. Functional tricuspid regurgitation caused by chronic atrial fibrillation: A real-time 3-dimensional transesophageal echocardiography study. Circ Cardiovasc Imaging, 2017, 10(1): e004897.

[33] Topilsky Y, Nkomo VT, Vatury O, et al. Clinical out-come of isolated tricuspid regurgitation. J Am Coll Cardiol Img, 2014, 7(12): 1185-1194.

[34] Fender EA, Zack CJ, Nishimura RA. Isolated tricuspid regurgitation: Outcomes and therapeutic interventions. Heart, 2018, 104(10): 798-806.

[35] Hahn RT, Delhaas T, Denti P, et al. The tricuspid valve relationship with the right ventricle and pulmonary vasculature. J Am Coll Cardiol Img, 2019, 12(3): 559-571.

[36] Zoghbi WA, Adams D, Bonow RO, et al. Recommendations for noninvasive evaluation of native valvular regurgitation. J Am Soc Echocardiogr, 2017, 30(4): 303-371.

[37] Hahn RT, Thomas JD, Khalique OK, et al. Imaging assessment of tricuspid regurgitation severity. J Am Coll Cardiol Img, 2019, 12(3): 469-490.

[38] Thomas JD, Liu CM, Flachskampf FA, et al. Quantification of jet flow by momentum analysis. An *in vitro* color Doppler flow study. Circulation, 1990, 81(1): 247.

[39] Song JM, Jang MK, Choi YS, et al. The vena contracta in functional tricuspid regurgitation: A real-time three-dimensional color Doppler echocardiography study. J Am Soc Echocardiogr, 2011, 24(6): 663-670.

[40] Hahn RT, Zamorano JL. The need for a new tricuspid regurgitation grading scheme. Eur Heart J Cardiovasc Imaging, 2017, 18(12): 1342-1343.

[41] Waller BF. Pathology of TS and TR (Part Ⅲ). Clin Cardiol, 1995, 18(4): 225-230. https: // pubmed.ncbi.nlm.nih.gov/7788951/.

[42] Baumgartner H, Hung J, Bermejo J, et al. Echocardiographic assessment of valve stenosis: EAE/ASE recommendations for clinical practice. Eur J Echocardiogr, 2009, 10(1): 1-25.

[43] Zoghbi WA, Chambers JB, Dumesnil JG, et al. Recommendations for evaluation of prosthetic valves with echocardiography and Doppler ultrasound. A report from the American Society of Echocardiography's

Guidelines and Standards Committee and the Task Force on prosthetic valves, developed in conjunction. J Am Soc Echocardiogr, 2009, 22(9): 975-1014.

[44] Blauwet LA, Danielson GK, Burkhart HM, et al. Comprehensive echocardiographic assessment of the hemodynamic parameters of 285 tricuspid valve bioprostheses early after implantation. J Am Soc Echocardiogr, 2010, 23(10): 1045-1059.e2.

[45] Blauwet LA, Burkhart HM, Dearani JA, et al. Comprehensive echocardiographic assessment of mechanical tricuspid valve prostheses based on early post-implantation echocardiographic studies. J Am Soc Echocardiogr, 2011, 24(4): 414-424.

[46] Zoghbi WA, Asch FM, Bruce C, et al. Guidelines for the evaluation of valvular regurgitation after percutaneous valve repair or replacement: A report from the American Society of Echocardiography Developed in Collaboration with the Society for Cardiovascular Angiography and Interventions, Japanese Society of Echocardiography, and Society for Cardiovascular Magnetic Resonance. J Am Soc Echocardiogr, 2019, 32(4): 431-475.

[47] Nickenig G, Kowalski M, Hausleiter J, et al. Transcatheter treatment of severe tricuspid regurgitation with the edge-to-edge MitraClip technique. Circulation, 2017, 135(19): 1802-1814.

[48] Pozzoli A, Elisabetta L, Vicentini L, et al. Surgical indication for functional tricuspid regurgitation at initial operation: Judging from long term outcomes. Gen Thorac Cardiovasc Surg, 2016, 64(9): 509-516.

[49] Demir OM, Regazzoli D, Mangieri A, et al. Transcatheter tricuspid valve replacement: Principles and design. Front Cardiovasc Med, 2018, 5: 129.

[50] Prihadi EA, Delgado V, Hahn RT, et al. Imaging needs in novel transcatheter tricuspid valve interventions. JACC Cardiovasc Imaging, 2018, 11(5): 736-754.

[51] Asmarats L, Puri R, Latib A, et al. Transcatheter tricuspid valve interventions: Landscape, challenges, and future directions. J Am Coll Cardiol, 2018, 71(25): 2935-2956.

[52] Vismara R, Gelpi G, Prabhu S, et al. Transcatheter edge-to-edge treatment of functional tricuspid regurgitation in an *ex vivo* pulsatile heart model. J Am Coll Cardiol, 2016, 68(10): 1024-1033.

[53] Taramasso M, Alessandrini H, Latib A, et al. Outcomes after current transcatheter tricuspid valve intervention. JACC: Cardiovasc Interv, 2019, 12(2): 155-165.

第 6 章

三尖瓣和右心的 MRI 评估

Vien T. Truong, Cassady Palmer, Justin T. Tretter, Tarek Alsaied, Michael
D. Taylor, Wojciech Mazur

◎ 引 言

　　尽管心脏影像技术已有所进步，但仅通过二维成像来评估右心房（right atrium, RA）、三尖瓣（tricuspid valve, TV）和右心室（right ventricle, RV）的复杂几何结构仍具有一定的挑战性。出现这种困难的主要原因是心脏位于胸骨下（前）的位置和这些结构复杂的形态[1]。

　　临床实践中，常用经胸超声心动图、放射性核素心室造影和计算机断层扫描（computed tomography, CT）来定性监测右心室的大小和收缩功能。然而，右心室结构复杂、壁薄且位丁胸骨下，超声心动图评估受到限制。CT 扫描尽管可以突破一些限制，但它会使患者暴露于电离辐射中。心血管磁共振（cardiovascular magnetic resonance，CMR）对右心室进行最全面的评估，是定量心室容积和射血分数的"金标准"，还具有组织表征和准确定量血流量的优点[2, 3]。CMR 在高时间、空间和对比度分辨率与大视野之间提供了合理的平衡，而不需要患者经受辐射暴露。CMR 的优势正是基于这些特性，以及其容积和流量测量的可重复性[2, 4]。稳态自由进动（steady-state free precession, SSFP）序列可以从多个平面对右心室和三尖瓣进行评估。稳态自由进动技术已被验证可用于定量心室容积和功能，以及评估瓣膜结构[5]。梯度回波（gradient echo, GRE）成像可以准确显示三尖瓣狭窄和反流的血流[5]。此外，使用相位对比流速编码可以评估经过三尖瓣和肺动脉瓣的血流量[5]。右心室收缩功能的评估常通过全局指标（如射血分数、搏出量、腔体容积和心肌厚度）进行，也可以通过局部进行[3]。最近的研究表明，局部应变和应变率的变化对检测功能障碍的早期表现敏感，因此在评估右心室收缩功能时可能提供额外的信息[6,7]。

本章简要介绍与右心室功能和三尖瓣相关的 CMR 评估的基本原理。

◎ CMR 脉冲序列和应变：一般原则

心脏影像学检查中使用多种 CMR 脉冲序列。常用于评估心室功能和心脏瓣膜疾病的脉冲序列见表 6.1[8]，并将在本小节展开讨论。

表 6.1　评估心脏瓣膜疾病常用的 CMR 脉冲序列

CMR 脉冲序列	功　能
稳态自由进动序列	瓣膜解剖和瓣叶运动； 心室体积和功能； 湍流血流束可视化
梯度回波序列	瓣膜解剖和瓣叶运动； 湍流血流束可视化； 人工瓣膜评估
相位对比	流速； 前向和反流量
涡旋自旋回波	瓣膜评估
分段反转恢复梯度回波	瓣膜评估

改编自 Gulsin 等[8]，《知识共享署名 4.0 国际许可证》(http://creativecommons.org/licenses/by/4.0/) 的条款分发

◇ 稳态自由进动

稳态自由进动（steady-state free precession, SSFP）序列是指具有短重复时间的梯度回波序列，在连续循环之间保持稳定的残余横向磁化[9]。稳态自由进动可提供高信噪比和血液与心肌之间的出色对比度。右心室

容积从三尖瓣平面到右心室顶点测量，使用轴向或短轴堆叠[10]。在心动周期的舒张末期和收缩末期绘制心内膜和心外膜轮廓，以准确计算右心室容积、射血分数和心肌质量（图 6.1）。尽管稳态自由进动成像有许多优点，但也存在一定的局限性，丢失信号可能是局限之一。在血流湍流或磁场不均匀导致的敏感性伪影区域，可能发生明显的信号丢失。为了最大限度地减少信号丢失，稳态自由进动成像的回波时间保持相对较短。此外，当存在多个射流时，正确对齐平面以识别反流机制和反流射流的位置也是至关重要的。

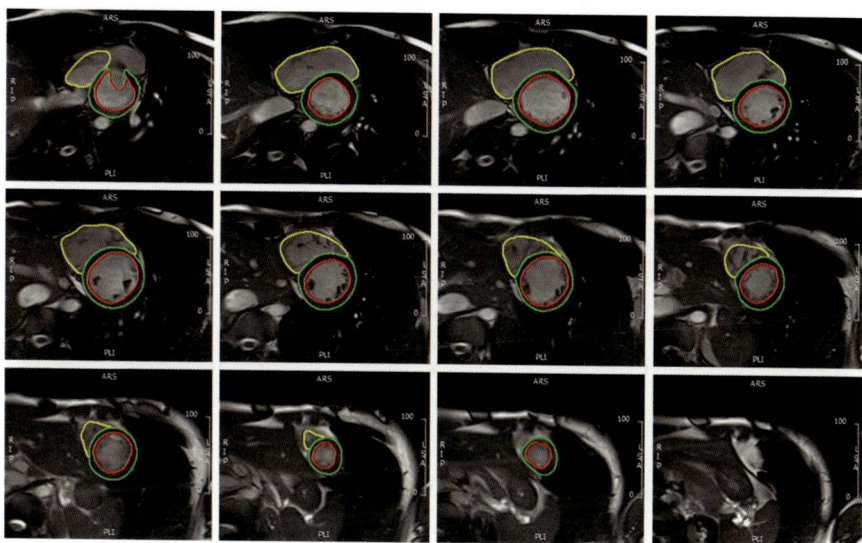

图 6.1　短轴视图中的稳态自由进动序列。使用稳态自由进动短轴栈计算右心室体积、射血分数和心肌质量。心内膜和心外膜的轮廓是在整个堆栈的舒张末期和收缩末期绘制的

◇ GRE 成像

　　GRE 成像使用增加的自旋移相，可改善异常血流检测的敏感性；并且相比于稳态自由进动成像，GRE 成像更少受到信号丢失的影响。可以使用 GRE 短轴叠片测量瓣口面积。该操作通过使用轻微重叠的切片并注意确保通过瓣膜口径的完整可视化来执行。当瓣膜口径形状简单且射流一致时，该操作技术更为准确。而多个成分的不规则反流射流形态会影响这种技术的敏感性。

◇ 相位对比映射

相位对比速度映射利用梯度速度编码在磁场内产生移动质子的相位偏移[11]。速度映射成像可用于测量射流速度和体积流量。相位图像的强度与每个体素内自旋的速度直接成正比，这允许对流速进行定量评估。速度的方向分量（X、Y 和 Z 平面）被编码；然而，通过平面（切面选择）被分配到 Z 平面。相位对比速度映射易受混叠影响，当最大可测编码速度（encoding velocity, V_{ENC}）设置过低时，会发生混叠。反之，当 V_{ENC} 设置过高时，敏感性会降低。最佳 V_{ENC} 比图像中的最大速度分量高约 10%。

◇ CMR 源性应变

应变被定义为物体在外力作用下的变形，通常以百分比表示。变形发生的速度称之为应变率。可以使用拉格朗日公式计算区域应变：$[e = (L - L_o) / L_o]$。其中，e 为应变，L_o 为原始长度，L 为外力作用后物体的长度。当 L 小于 L_o 时，会出现负应变值；当 L 大于 L_o 时，会出现正应变值。应变是一个张量，可以在三个主要方向（纵向、环向和径向）上计算。可用于分析应变的 CMR 获取技术包括心肌标记、位移编码（displacement-encoding，DENSE）、应变编码（strain encoding，SENC）和特征追踪（feature tracking，FT）等[12]。心肌标记 MRI 尽管是心肌变形的"金标准"，但耗时较长，这促进了 FT-CMR 的发展，因为 FT-CMR 耗时较短（图 6.2），类似于斑点追踪超声心动图。FT-CMR 是一种后处理技术，用于追踪图像中的心肌组织特征以测量心脏变形。在整个心动周期，使用 CMR 从短轴和三个长轴视图（四腔、两腔和三腔）对心内膜和心外膜边界进行绘制和追踪。FT-CMR 在观察者内和观察者之间都具有良好的可重复性[13-15]。其一个重要的优点是可以应用于稳态自由进动成像，这通常是常规 CMR 方案的一部分，因此不需要额外的序列。

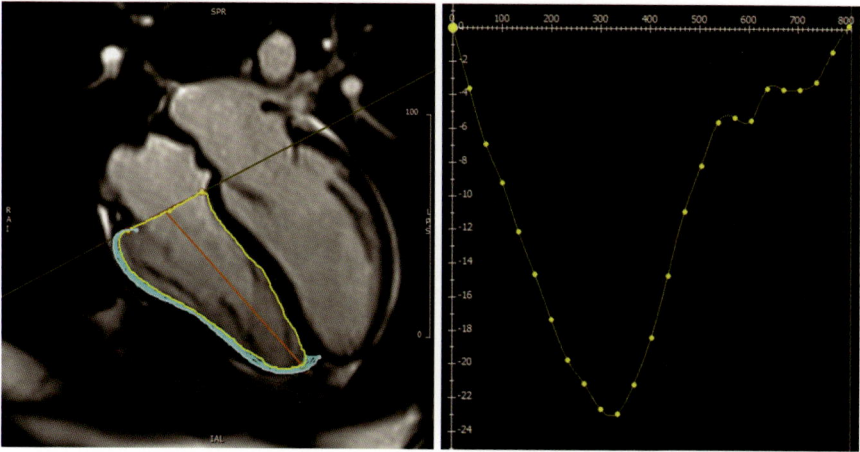

图 6.2   CMR 组织追踪评价右心室功能，显示应变曲线的心尖四腔视图中的纵向应变

◎ 三尖瓣和右心疾病的 CMR 评估

◇ 右心房解剖、大小和功能

与左心房相比，右心房的厚度较不均一。界嵴标志着右心耳和静脉流入的交界处。梳状肌从界嵴发出，以分支且通常重叠的方式走行并向三尖瓣延伸。突出的右心房肌肉使三尖瓣瓣环的运动比二尖瓣大 [16]。通过 CMR，可以测量心房的大小和功能，包括心房应变。在评估右心房方面，CMR 比超声心动图更具有优势：视野更广、信噪比更高、图像质量更好，并且对右心房的边界追踪更好 [17]。右心功能的正常值见表 6.2。与心室变形的评估相似，通过特征追踪或组织追踪对心房变形进行的定量评估具有可重复性 [18]。通过比较两个心房的区域变形，可以测量心房间的不同步情况。此外，心脏磁共振可用于评估晚期钆增强作为心房壁纤维化的标志，尽管心房壁较薄，但该技术要广泛应用于临床实践，仍需采用空间分辨率更高的改进序列 [19]。

表 6.2　白人成年人心室参考范围

参　数	参考范围	
	女性	男性
RV EDV（mL）	85～168	124～248
RV ESV（mL）	27～77	47～123
RV SV（mL）	48～99	62～131
经过体表面积校正的 RV EDV（mL/m²）	53～99	68～125
经过体表面积校正的 RV ESV（mL/m²）	17～46	25～63
经过体表面积校正的 RV SV（mL/m²）	30～59	34～67
RV EF（%）	47～68	45～65
最大 RA 容积（mL）	38～101	43～143
RA SV（mL）	14～52	10～66
经过体表面积校正的最大 RA 容积（mL/m²）	23～59	22～74
经过体表面积校正的 RA SV（mL/m²）	8～31	5～33
RA EF（%）	31～63	23～58
RV 纵向应变（%）[a]	－19.71～－22.73	－19.71～－22.73
RV 环向应变（%）[a]	－11.14～－13.04	－10.35～－12.02

注：EDV, end diastolic volume，舒张末期容积；ejection fraction，射血分数；ESV, end systolic volume，收缩末期容积；RA, right atrium，右心房；RV, right ventricle，右心室；SV, stroke volume，搏出量。正常范围定义为测量值位于 95% 预测区间内。
[a] 引用自 Truong 等[15]，©2017，经 Elsevier 版权许可，改编自参考文献[81]

◇ 三尖瓣解剖和功能

　　使用标准的正交体坐标查看时，三尖瓣由前上叶（通常称为前叶）、隔叶和下叶（通常称为后叶）组成[20]。为了与临床文献保持一致，我们将前上叶称为"前叶"，将下叶称为"后叶"。三尖瓣是心脏最大的瓣膜，其叶片的数量和形态个体差异很大[1, 21]。与二尖瓣相比，三尖瓣瓣环的位置稍靠近心尖，并且有乳头肌和直接腱索附着于室间隔。三尖瓣及其附属结构的一致特征是将隔叶固定附着在室间隔的多个直接腱索（图 6.3）。相反，支持乳头肌的形态和位置差异性很大。三个瓣叶中，前叶和隔叶通常是最大的，而后叶通常是最小的[1]。三尖瓣瓣环通常是一个复杂的非平面结构。在成年人，舒张期完全开放时，三尖瓣的测量面积约为 $4 \sim 6cm^2$，并且随着心动周期和容量负荷条件的变化而发生动态变化[22]。

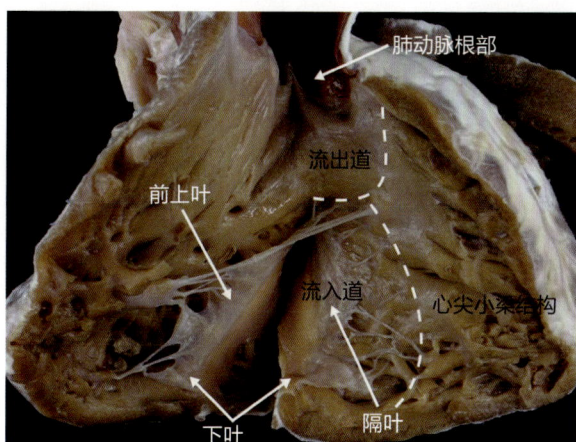

图 6.3　正常的右心室和三尖瓣。打开正常心脏标本，观察右心室腔和三尖瓣。三尖瓣的三个瓣叶（前叶、隔叶和后叶）可见，并保护右心室的入口。右心室由流入道、心尖小梁和流出道三部分组成，各部分之间用白色虚线标出边界

　　三尖瓣瓣叶通常较薄，用 CMR 评估瓣叶形态可能较为困难，因而薄层稳态自由进动磁共振成像被用于评估三尖瓣的解剖和功能。常用的成像平面包括用以评估前叶和隔叶的四腔心，以及用以评估前叶和后叶右心室流入道或两腔和右心室流入 / 流出道平面（图 6.4）。短轴叠层切面穿过三尖瓣正面。常规和时间分辨磁共振血管造影支持多平面重建和 3D CMR 重建，可以提供详细的三尖瓣解剖评估[23-25]。

◇ 右心室解剖、大小和功能

　　正常的右心室由流入道、心尖小梁和流出道三部分组成（图 6.4）。右心室的流入道从三尖瓣瓣环平面延伸至其腱索和乳头肌在室间隔与右

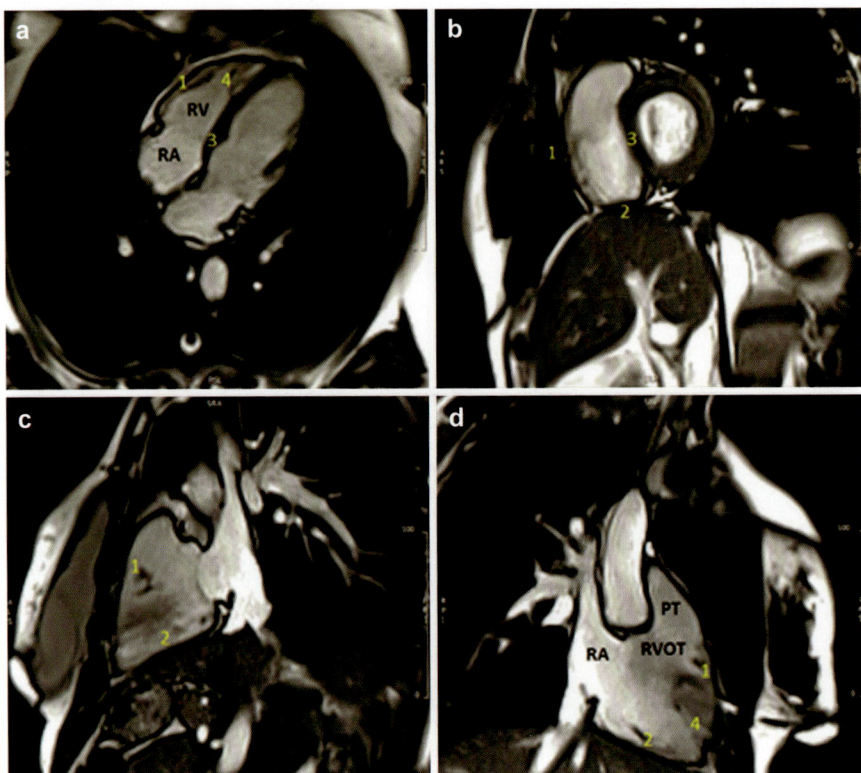

图 6.4 心血管磁共振评估右心室和三尖瓣。(a) 四腔心切面：评估右心室的流入和顶部小梁部分，三尖瓣的隔叶和前叶；(b) 短轴切面：可通过整个三分区的右心室获取连续堆叠图像，并在心脏基底部正视观察三尖瓣的三个瓣叶；(c) 右心室流入道：评估右心室的流入道和顶部小梁部分，以及三尖瓣的前叶和后叶；(d) 右心室流入/流出道：评估从流入道到心尖小梁到流出道的整个右心室，查看三尖瓣前、后叶。RV，right ventricle，右心室；TR，tricuspid valve，三尖瓣；RA，right atrium，右心房；PT，pulmonary trunk，肺动脉主干；RVOT，right ventricular outflow tract，右心室流出道。1：前壁；2：下壁；3：室间隔；4：小梁带

心室游离壁上的附着点。心尖小梁部具有粗大的小梁结构，其中最为显著且独特的为调节束，自室间隔跨越至右心室游离壁[26]（图 6.3）。右心室流出道通常不同于左心室流出道。右心室有一个独立的肌袖或漏斗结构，它将肺动脉根部抬离心脏底部，导致三尖瓣与肺动脉瓣之间的纤维不连续[27]。通过二维成像，右心室在短轴视图中呈新月形，而在长轴视图中呈金字塔形。

右心室的收缩由流入道和心尖向流出道方向的蠕动样运动组成[28]。这种主要的纵向缩短伴随着流入道到流出道 20 ～ 50ms 的收缩延迟，导致出现与左心室收缩模式不同的近似等容收缩期[28, 29]。右心室的舒张末期容积正常比左心室平均大 10% ～ 15%，其中约 20% 的容积由漏斗部组成。右心室游离壁比左心室壁薄，其质量为左心室的 1/6 ～ 1/3[28]。

评估右心室收缩功能的方法有体积测量和组织追踪技术。通过 CMR 使用辛普森法可以评估心室收缩功能。此方法使用大量连续层面覆盖整个心室。心室容积是各个切片容积（切片厚度 × 切片面积）的总和。用非侵入性的方法，可以计算右心室的搏出量（stroke volume, SV），为舒张末期容积（end-diastolic volume, EDV）和收缩末期容积（end-systolic volume, ESV）之差（SV = EDV － ESV）。射血分数为 SV 除以 EDV（即 SV/EDV）。使用 CMR 评估右心室功能的正常参考值见表 6.2。

◎ 右心房病理

◇ 右心房功能障碍

右心房功能障碍目前被认为是一种独特的临床疾病[30]。右心房功能障碍在肺动脉高压、心力衰竭和先天性心脏病（congenital heart disease, CHD）中具有重要意义。它已被证明是多种心血管疾病的临床预后指标[31-34]。CMR 具有优异的空间分辨率和心内膜边界清晰度，是评估右心房功能的"金标准"。通过 CMR 衍生的右心房应变可以识别右心房动力学的所有阶段（储血、传导和助泵功能）[35]，从而检测出疾病的亚临床功能障碍状态[36]。然而，右心房功能是否会影响个性化三尖瓣介入治疗的成功仍有待确定。

◎ 三尖瓣病理

◇ 三尖瓣反流

在健康个体中，生理性的三尖瓣反流通常被称为轻微反流，而病理性的三尖瓣反流通常是瓣环扩张、右心室压力增加或瓣叶异常的结果。

左侧心力衰竭导致的右心室高压是成人三尖瓣反流的最常见原因。先天性三尖瓣畸形有瓣叶发育不良、瓣环发育不良、瓣叶裂口、Ebstein 畸形和瓣叶脱垂等。由右心室扩张导致的三尖瓣瓣环扩张及由此产生的功能性三尖瓣反流也常见于许多类型先天性心脏病，例如已修复的法洛四联症。

速度编码可以用于直接量化短轴面获取的三尖瓣反流（图 6.5）。然而，由于三尖瓣瓣环处于运动状态，这种技术有一定的挑战性。去相位处理可以实现清晰勾勒的瓣口缩流颈面积测量，当瓣口缩流颈宽度大于 7mm 时，提示存在重度三尖瓣反流[37]。有一些定量技术可以间接量化三尖瓣反流。右心室搏出量（RV SV）可以与肺动脉瓣前向流量进行比较，并可以用来计算 TR，TR 分数 =（RV SV － 肺动脉瓣前向流量）/ RV SV × 100%。需要注意的是，当存在显著心内分流、搏出量节律间变异（如心律失常）或大量心包积液时，由于右心室搏出量与肺动脉瓣相位对比成像通常在多个心动周期中获取，因此此方法易受误差影响。或者，可以比较心室的搏出量（RV SV －左心室 SV）/ RV SV × 100%[25]。在多瓣膜反流的情况下，速度编码难以使用；在心律失常的情况下，速度编码也不太可靠。最后，在房水平分流不显著的情况下，可以使用三尖瓣和二

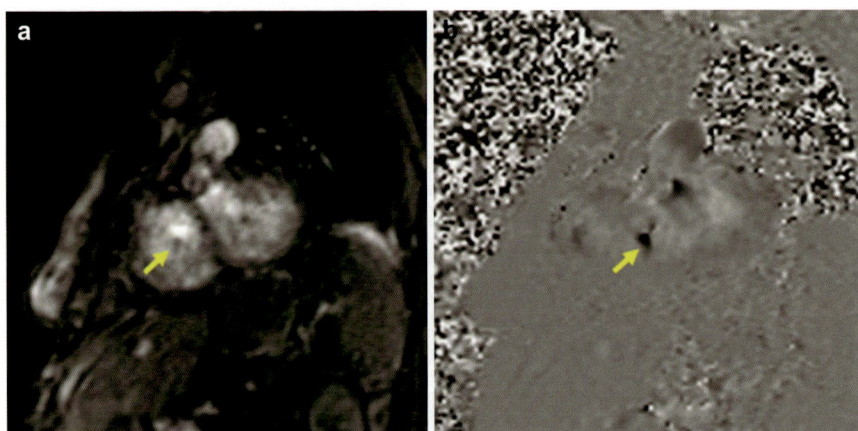

图 6.5 三尖瓣反流的梯度回波和相位对比速度成像。（a）梯度回波成像显示三尖瓣未接合（黄色箭头）；（b）相位对比速度编码成像在短轴切面上显示三尖瓣瓣口水平的反流信号（黄色箭头）

尖瓣前向舒张流量计算 TR 反流量，TR 反流量 = 三尖瓣舒张流量 − 二尖瓣舒张流量。如果存在二尖瓣反流，那么速度编码的实用性会降低。

◇ CMR 在经导管三尖瓣介入中的应用

若不加以治疗，则有严重三尖瓣反流的患者往往预后不良。目前，三尖瓣反流干预建议包括：①在进行左侧瓣膜手术的同时，对严重的三尖瓣反流进行干预；②对于轻度或中度功能性三尖瓣反流伴三尖瓣瓣环扩张或右心衰竭的患者，在左侧瓣膜手术时进行干预；③药物治疗后症状无改善的严重原发性三尖瓣反流需要干预[38, 39]。最新的指南强调了三尖瓣反流早期治疗的重要性[38]。尽管仍处于临床试验阶段，但是随着高手术风险老年患者数量的增加，经导管介入治疗已成为三尖瓣疾病管理中替代传统手术的新兴选择[25]。近 6 个月的研究结果表明，对于症状性和中重度功能性三尖瓣反流患者，经导管干预在缩小瓣环直径、显著减轻反流严重程度、改善心力衰竭症状、提高生活质量和增加活动耐量方面是安全的[40]。二维超声心动图辅以三维超声心动图是诊断和纵向评估三尖瓣反流的主要影像学工具；而 CMR 可用于确定三尖瓣手术的时机，并评估干预后的血流动力学潜在改善情况[25, 41]。

◇ 三尖瓣狭窄

三尖瓣狭窄的发病率正在下降。三尖瓣狭窄在被诊断时，最常见的病因是风湿性心脏病[38, 42]。其他原因包括感染性心内膜炎、类癌、心内膜纤维化、系统性红斑狼疮和先天性三尖瓣病变等[42]。不同程度的三尖瓣发育不全和由此产生的狭窄也见于先天性心脏病（congenital heart disease, CHD），如室间隔完整的肺动脉闭锁。

对三尖瓣狭窄应用 CMR 的研究不多。三尖瓣狭窄在 CMR 上通常表现为瓣叶增厚伴有舒张期活动受限[42, 43]。三尖瓣狭窄在舒张期通常显示为延伸至右心室的信号缺失。CMR 短轴图像和相位速度图可以统一一致，以在接近瓣膜口的地方截取狭窄病变。如在短轴图像的舒张期测量到的瓣口面积小于 1cm^2，则表明狭窄严重[42]。

◎ 右心室病理

◇ 缺血性心脏病

据报道，多达 50% 的下壁心肌梗死病例伴有右心室梗死；而在所有前壁心肌梗死病例中，该比例为 33%[44-46]。由伴随左心室心肌梗死导致的右心室收缩功能障碍与较高的发病率和死亡率相关[47]。重要的预后指标包括右心室射血分数和节段室壁运动异常的程度等。右心室心肌梗死可以通过晚期钆增强（late gadolinium enhancement, LGE）和 T_2 加权成像进行检测和评估（图 6.6）。组织表征评估心肌水肿和 LGE 检测有助于区分可逆和不可逆的损伤。

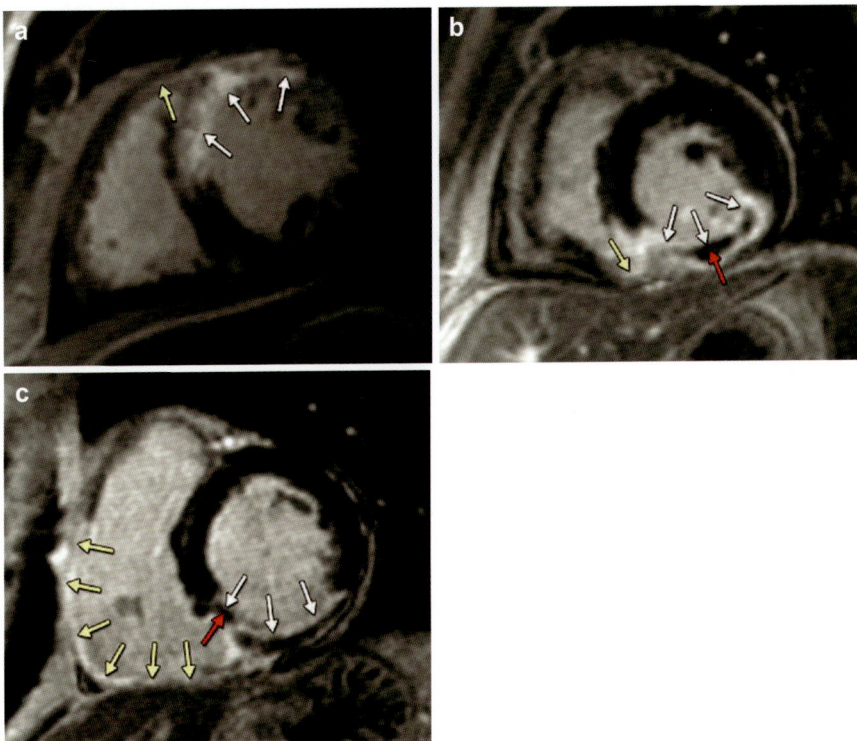

图 6.6 右心室心肌梗死的 CMR 延迟增强成像。（a）前壁 ST 段抬高型心肌梗死（ST-segment elevation myocardial infarction, STEMI）患者右心室游离壁前部存在晚期钆增强（LGE）；（b，c）下壁 STEMI 患者右心室游离壁的下部或中下部均存在 LGE。黄色箭头表示右心室游离壁 LGE，白色箭头表示左心室壁 LGE，红色箭头表示微血管阻塞（经 Miszalski Jamka 等人[82] 许可转载）

◇ 肺动脉高压和左心衰竭

右心室容积和收缩功能的准确量化可以为预后的判断提供重要信息，并可用于右心衰竭、左心衰竭（无论射血分数降低还是保持）[48-50]和肺动脉高压的风险分层[51, 52]。右心室和左心室容积比的增加与肺动脉高压患者的全因死亡率增高相关[51]。此外，CMR 右心室功能评估（RV EDV、ESV 和射血分数）有助于改善肺动脉高压的药物管理。CMR 导出的室间隔曲率与死亡率相关，可用于监测对肺动脉高压治疗的反应[53]。

◇ 先天性心脏病

三尖瓣和右心室与许多形式的先天性心脏病（CHD）有关。CMR 用于小儿和成人先天性心脏病患者的诊断和随访（表 6.3）[54, 55]。例如，法洛四联症是最常见的发绀型先天性心脏病，发生率约为 1/3600 个活产儿[56]。随着医疗条件的不断改善，目前接受过修复或姑息治疗的先天性心脏病成年患者已超过小儿患者，包括接受修复的法洛四联症患者[57]。CMR 是用于随访法洛四联症修复的儿童和成年患者的重要工具，因为右心室大小和收缩功能的评估（图 6.7）对于指导治疗和确定肺动脉瓣置换的指征和时机非常重要[58, 59]。事实上，CMR 确定的术前右心室收缩功能障碍和右心室质量与容积比，与肺动脉瓣置换后发生死亡或持续性室性心动过速的可能性相关[60]。虽然在法洛四联症（tetralogy of Fallot, TOF）的修复中没有关于同时进行三尖瓣置换的标准[61]，但在严重三尖瓣反流的情况下可能需要给予干预。CMR 通常是更客观量化的必要工具。此外，CMR 可用于评估右心室流出道狭窄和反流的程度，以及肺动脉分支解剖和差异流量。对其他导致右心室扩张和收缩功能障碍的矫治性先天性心脏病患者，通常也需要进行类似的评估，例如任何易发生肺动脉或右心室到肺动脉通道狭窄或反流的患者，包括使用右心室到肺动脉导管完全修复肺动脉闭锁的法洛四联症患者、大动脉转位矫治后的患者或接受 Ross 手术、将原生肺动脉根部置换至主动脉位，并需要右心室 - 肺动脉通道重建的患者[62]。

表 6.3　常用 CMR 评估的右心先天性心脏病变

病　变	CMR 对右心的评估
先天性矫正型大动脉转位	系统性右心室容积及收缩功能的评估； 系统性心室纤维化的评估； 三尖瓣反流的定量评估； 若存在室间隔缺损，则 CMR 也有助于对肺动脉与体循环流量的定量评估； 若存在肺动脉狭窄，则对其进行评估； 双开关术后，其评估方法与后文所述动脉开关术及房间开关术后评估的用途相似
Ebstein 畸形	功能性右心室容积和收缩功能的评估； 房化右心室的容积评估； 右心房容积评估； 三尖瓣反流的定量评估； 修复后对三尖瓣、右心室容积和收缩功能的评估
继发孔房间隔缺损	可作为超声的辅助检查，右心室容积、量化分流量
单心室伴随 Fontan 手术	系统性心室容积及收缩功能的评估； 系统性心室纤维化的评估； 系统性右心室的三尖瓣反流定量评估； Fontan 循环解剖及其分支肺动脉的流量评估； 主动脉、肺动脉和静脉静脉侧支流量的定量评估
静脉窦缺损（上型或下型）	伴发部分异常肺静脉引流的评估； 右心室容积评估； 分流分数的定量评估
法洛四联症完全修复状态	肺动脉反流和肺动脉狭窄的定量评估； 右心室容积及收缩功能的评估； 双心室纤维化的评估； 伴发三尖瓣反流的定量评估； 右心房容积评估； 肺动脉分支解剖及其流量的评估
动脉转位术后状态	肺动脉反流和肺动脉狭窄的定量评估； 右心房容积评估； 伴发三尖瓣反流的定量评估； 右心室容积及收缩功能的评估； 双心室纤维化的评估； 肺动脉分支解剖及其流量的评估

续表

病　变	CMR 对右心的评估
心房调整术后状态	肺静脉和房间静脉导流通道的评估，包括肺循环与体循环流量的定量评估，以确认导流漏斗的存在； 右心房容积评估； 伴发三尖瓣反流的定量评估； 右心室容积及收缩功能的评估； 肺动脉分支解剖及其流量的评估

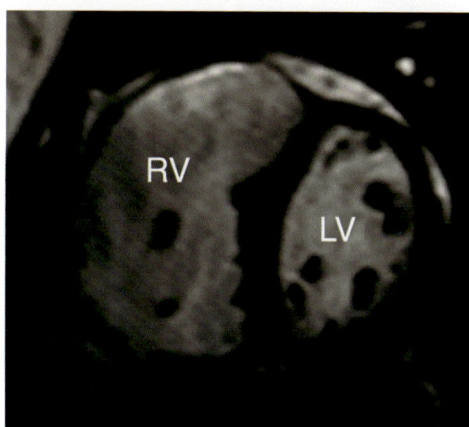

图 6.7　修复型法洛四联症合并严重右心室扩张的心脏血管 MRI。经修复的法洛四联症患者的中心室水平短轴切面显示右心室严重扩张，室间隔舒张变平。RV，right ventricle，右心室；LV，left ventricle，左心室

　　Ebstein 畸形涉及三尖瓣的隔叶和后叶向右心室流出道的顶点移位，在较严重的患者中或更准确地描述为旋转（图 6.8）。应检查叶片移位的程度，以及后叶和隔叶的发育程度。事实上，在锥形外科重建前通过 CMR 简单测量瓣膜旋转角度，已被证明可预测修复失败及随后发生撕脱的可能 [63]。前叶正常地附着于真环；而前叶通常较大，呈帆状，并且可以有窗孔和过多的腱索附着于右心室游离壁，限制其活动。这些是需要仔细描述的重要的外科考虑因素 [64]。虽然在描绘异常三尖瓣的解剖结构中，超声心动图起重要作用，但 CMR 可以更准确地评估三尖瓣反流及右心室大小和功能 [65]。此外，CMR 在评估与运动能力相关的房化

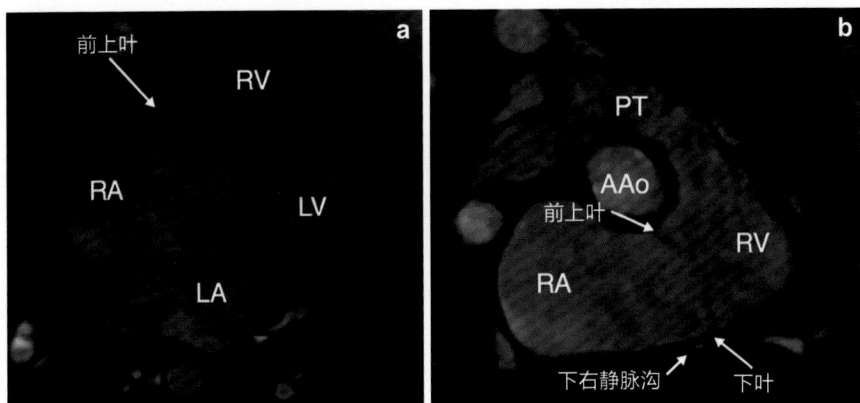

图 6.8　Ebstein 畸形的心血管 MRI。（a）一例三尖瓣 Ebstein 畸形患者的四腔影像显示，巨大的帆状前叶保留其正常附着点，隔叶向右心室流出道严重移位和旋转，导致巨大的房化右心室和右心房扩张。左心室严重小梁化，符合左心室致密化不全的标准，这是 Ebstein 畸形患者的常见表现。（b）右心室流入 - 流出图像再次显示前叶有正常附着点，后叶向右心室顶点轻微移位。RV, right ventricle, 右心室；RA, right atrium, 右心房；LV, left ventricle, 左心室；AAo, ascending aorta, 升主动脉；AV, atrioventricular, 房室；PT, pulmonary trunk, 肺干；LA, left atrium, 左心房

右心室体积方面也很重要[66]。在先天性矫正型大动脉转位（congenitally corrected transposition of the great arteries，ccTGA）患者中，高达 1/3 的患者发生显著的三尖瓣畸形，其中最常见的是瓣膜发育不良，其次是三尖瓣的 Ebstein 畸形。在这种病变中，右心室是体循环心室，三尖瓣承受体循环压力，并主要受室间隔位置的影响。此时，三尖瓣功能的完整性变得尤为重要，因为三尖瓣反流加重与右心室收缩功能减退形成恶性循环，进而导致整体预后恶化[67]。CMR 评估同样适用于其他较不常见的三尖瓣和右心室畸形。

左心发育不全综合征（hypoplastic left heart syndrome, HLHS）是最常见的单心室生理先天性心脏病类型[68]。这种患者出生时，二尖瓣和主动脉瓣闭锁或严重发育不全，并在接受一系列外科姑息治疗后，最终接受 Fontan 手术，将体静脉直接连接到肺动脉分支[69]。右心室是体循环心室，因为心力衰竭是该疾病患者死亡的主要原因，因此精确评估心室功能是至关重要的[70]。通过 CMR 可以进行单心室功能评估、三尖瓣反流评估

以及 Fontan 路径和肺动脉分支评估，并且已被证明在该人群中具有预测价值 [71, 72]。三尖瓣反流可能由三尖瓣结构异常引起，最常见的是隔叶短小和前叶脱垂 [73]。此外，常见的三尖瓣异常包括瓣叶发育不良和瓣叶脱垂，三尖瓣的几何结构改变了，导致对合异常 [74-76]。叶片牵拉可能导致叶片运动受限、对合不足和反流。牵拉体积增加与三尖瓣反流增加相关 [77]。由于单一右心室结构异常及扩张，前乳头肌发生外向移位，亦可导致瓣叶牵拉现象 [73, 77-79]。腱索异常，包括延长、缺如或错误附着，是房室瓣反流发生的病理原因。在没有瓣膜结构异常的情况下，功能性三尖瓣反流是继发于心室和瓣环扩张的结果，这导致瓣环扩张和瓣膜叶片对合不足。CMR 在评估血流和量化 HLHS 患者的三尖瓣反流方面更具有优势 [80]。通过定期 CMR 检查，可以评估心室扩张或收缩功能障碍的进展情况，这两者都会增加 Fontan 手术后三尖瓣反流干预的死亡风险 [76]。此外，对于其他具有系统性的右心室疾病（如先天性矫正型大动脉转位以及心房转位术后的大动脉转位），同样需要定期使用 CMR 评估右心功能及三尖瓣反流进展情况。

◎ MRI 的局限性

CMR 的使用也存在局限性。对于非 MRI 兼容的植入装置，患者的选择受限。在先天性心脏病患者中，不锈钢或铁磁性血管线圈、支架或闭合装置的存在可能导致成像伪影，并影响 CMR 评估。采用二维成像进行血流定量时尤其具有挑战性，因为切面位置固定，瓣膜的相对运动会导致切面外运动。此外，图像采集通常需要在多个心动周期内通过适当屏气动作完成。连续图像堆叠以及使用多平面方法对三尖瓣进行成像，对于全面评估解剖结构是至关重要的。为了全面评估三尖瓣的解剖结构，需要连续堆叠的序列图像，并结合多平面成像方法。在速度相位映射时，由于部分容积效应，或者当体素大小（过大）与血流束（过窄）的大小和形状不匹配时，可能会出现信号丢失。此外，在先天性心脏病患者中，受右心室结构异质性以及心律失常的影响，体积分析既复杂又耗时，这也进一步增加了 CMR 评估的难度。

参考文献

[1] Tretter JT, Sarwark AE, Anderson RH, et al. Assessment of the anatomical variation to be found in the normal tricuspid valve. Clin Anat (New York, NY), 2016, 29(3): 399-407.

[2] Geva T. Is MRI the preferred method for evaluating right ventricular size and function in patients with congenital heart disease?: MRI is the preferred method for evaluating right ventricular size and function in patients with congenital heart disease. Circ Cardiovasc Imaging, 2014, 7(1): 190-197.

[3] Khalique OK, Cavalcante JL, Shah D, et al. Multimodality imaging of the tricuspid valve and right heart anatomy. JACC Cardiovasc Imaging, 2019, 12(3): 516-531.

[4] Mooij CF, de Wit CJ, Graham DA, et al. Reproducibility of MRI measurements of right ventricular size and function in patients with normal and dilated ventricles. J Magn Reson Imaging, 2008, 28(1): 67-73.

[5] Mathew RC, Loffler AI, Salerno M. Role of cardiac magnetic resonance imaging in valvular heart disease: Diagnosis, assessment, and management. Curr Cardiol Rep, 2018, 20(11): 119.

[6] Hamada-Harimura Y, Seo Y, Ishizu T, et al. Incremental prognostic value of right ventricular strain in patients with acute decompensated heart failure. Circ Cardiovasc Imaging, 2018, 11(10): e007249.

[7] Gavazzoni M, Badano LP, Vizzardi E, et al. Prognostic value of right ventricular free wall longitudinal strain in a large cohort of outpatients with left-side heart disease. Eur Heart J Cardiovasc Imaging, 2020, 21: 1013-1021.

[8] Gulsin GS, Singh A, McCann GP. Cardiovascular magnetic resonance in the evaluation of heart valve disease. BMC Med Imaging, 2017, 17(1): 67.

[9] Chavhan GB, Babyn PS, Jankharia BG, et al. Steady-state MR imaging sequences: Physics, classification, and clinical applications. Radiographics, 2008, 28(4): 1147-1160.

[10] Maceira AM, Pennell DJ. Chapter 39: Cardiovascular magnetic resonance assessment of right ventricular anatomy and function. In: Manning WJ, Pennell DJ, editors. Cardiovascular Magnetic Resonance. 3rd ed. Philadelphia: Elsevier, 2019: 454-468.e4.

[11] Lotz J, Meier C, Leppert A, et al. Cardiovascular flow measurement with phase-contrast MR imaging: Basic facts and implementation. Radiographics, 2002, 22(3): 651-671.

[12] Amzulescu MS, De Craene M, Langet H, et al. Myocardial strain imaging: Review of general principles, validation, and sources of discrepancies. Eur Heart J Cardiovasc Imaging, 2019, 20(6): 605-619.

[13] Morton G, Schuster A, Jogiya R, et al. Inter-study reproducibility of cardiovascular magnetic resonance myocardial feature tracking. J Cardiovasc Magn Reson, 2012, 14(1): 43.

[14] Taylor RJ, Moody WE, Umar F, et al. Myocardial strain measurement with feature-tracking cardiovascular magnetic resonance: Normal values. Eur Heart J Cardiovasc Imaging, 2015, 16(8): 871-881.

[15] Truong VT, Safdar KS, Kalra DK, et al. Cardiac magnetic resonance tissue tracking in right ventricle: Feasibility and normal values. Magn Reson Imaging, 2017, 38: 189-195.

[16] van Lammeren GW, Catanzariti LM, Peelen LM, et al. Clinical prediction rule to estimate the absolute 3-year risk of major cardiovascular events after carotid endarterectomy. Stroke, 2012, 43(5): 1273-1278.

[17] Sarikouch S, Koerperich H, Boethig D, et al. Reference values for atrial size and function in children and young adults by cardiac MR: A study of the German competence network congenital heart defects. J Magn Reson Imaging, 2011, 33(5): 1028-1039.

[18] Lamy J, Soulat G, Evin M, et al. Scan-rescan reproducibility of ventricular and atrial MRI feature tracking strain. Comput Biol Med, 2018, 92: 197-203.

[19] Pontecorboli G, Figueras IVRM, Carlosena A, et al. Use of delayed-enhancement magnetic resonance imaging for fibrosis detection in the atria: A review. Europace, 2017, 19(2): 180-189.

[20] Mori S, Tretter JT, Spicer DE, et al. What is the real cardiac anatomy? Clin Anat (New York, NY), 2019, 32(3): 288-309.

[21] Sutton JP 3rd, Ho SY, Vogel M, et al. Is the morphologically right atrioventricular valve tricuspid? J Heart Valve Dis, 1995, 4(6): 571-575.

[22] Fukuda S, Saracino G, Matsumura Y, et al. Three-dimensional geometry of the tricuspid annulus in healthy subjects and in patients with functional tricuspid regurgitation: A real-time, 3-dimensional echocardiographic study. Circulation, 2006, 114(1 Suppl): I492-I498.

[23] Anwar AM, Soliman OI, Nemes A, et al. Value of assessment of tricuspid annulus: Real-time three-dimensional echocardiography and magnetic resonance imaging. Int J Cardiovasc Imaging, 2007, 23(6): 701-705.

[24] Maffessanti F, Gripari P, Pontone G, et al. Three-dimensional dynamic

[47] Inohara T, Kohsaka S, Fukuda K, et al. The challenges in the management of right ventricular infarction. Eur Heart J Acute Cardiovasc Care, 2013, 2(3): 226-234.

[48] Aschauer S, Tufaro C, Kammerlander A, et al. Prevalence and prognostic significance of right ventricular systolic dysfunction in heart failure with preserved ejection fraction. Insights from a cardiac magnetic resonance imaging study. J Cardiovasc Magn Reson, 2015, 17(S1): O33.

[49] Bosch L, Lam CSP, Gong L, et al. Right ventricular dysfunction in left-sided heart failure with preserved versus reduced ejection fraction. Eur J Heart Failure, 2017, 19(12): 1664-1671.

[50] Meyer P, Filippatos GS, Ahmed MI, et al. Effects of right ventricular ejection fraction on outcomes in chronic systolic heart failure. Circulation, 2010, 121(2): 252-258.

[51] Altmayer SPL, Han QJ, Addetia K, et al. Using all-cause mortality to define severe RV dilation with RV/LV volume ratio. Sci Rep, 2018, 8(1): 7200.

[52] Peacock AJ, Crawley S, McLure L, et al. Changes in right ventricular function measured by cardiac magnetic resonance imaging in patients receiving pulmonary arterial hypertension-targeted therapy: The EURO-MR study. Circ Cardiovasc Imaging, 2014, 7(1): 107-114.

[53] Pandya B, Quail MA, Steeden JA, et al. Real-time magnetic resonance assessment of septal curvature accurately tracks acute hemodynamic changes in pediatric pulmonary hypertension. Circ Cardiovasc Imaging, 2014, 7(4): 706-713.

[54] Fratz S, Chung T, Greil GF, et al. Guidelines and protocols for cardiovascular magnetic resonance in children and adults with congenital heart disease: SCMR expert consensus group on congenital heart disease. J Cardiovasc Magn Reson, 2013, 15: 51.

[55] Burchill LJ, Huang J, Tretter JT, et al. Noninvasive imaging in adult congenital heart disease. Circ Res, 2017, 120(6): 995-1014.

[56] Hoffman JI, Kaplan S. The incidence of congenital heart disease. J Am Coll Cardiol, 2002, 39(12): 1890-1900.

[57] Marelli AJ, Ionescu-Ittu R, Mackie AS, et al. Lifetime prevalence of congenital heart disease in the general population from 2000 to 2010. Circulation, 2014, 130(9): 749-756.

[58] Geva T. Repaired tetralogy of Fallot: The roles of cardiovascular magnetic resonance in evaluating pathophysiology and for pulmonary valve

replacement decision support. J Cardiovasc Magn Reson, 2011, 13: 9.

[59] Tretter JT, Friedberg MK, Wald RM, et al. Defining and refining indications for transcatheter pulmonary valve replacement in patients with repaired tetralogy of Fallot: Contributions from anatomical and functional imaging. Int J Cardiol, 2016, 221: 916-925.

[60] Geva T, Mulder B, Gauvreau K, et al. Preoperative predictors of death and sustained ventricular tachycardia after pulmonary valve replacement in patients with repaired tetralogy of fallot enrolled in the INDICATOR Cohort. Circulation, 2018, 138(19): 2106-2115.

[61] Tretter JT, Redington AN. To repair or not to repair: Who should undergo tricuspid valve repair at the time of pulmonary valve replacement in previously repaired tetralogy of Fallot. J Thorac Cardiovasc Surg, 2017, 154(1): 224-225.

[62] Deshaies C, Trottier H, Khairy P, et al. Tricuspid intervention following pulmonary valve replacement in adults with congenital heart disease. J Am Coll Cardiol, 2020, 75(9): 1033-1043.

[63] Hughes ML, Bonello B, Choudhary P, et al. A simple measure of the extent of Ebstein valve rotation with cardiovascular magnetic resonance gives a practical guide to feasibility of surgical cone reconstruction. J Cardiovasc Magn Reson, 2019, 21(1): 34.

[64] Tretter JT, Anderson RH. Ebstein's or Prescher's anomaly? Eur Heart J, 2018, 39(12): 972-973.

[65] Kuhn A, Meierhofer C, Rutz T, et al. Non-volumetric echocardiographic indices and qualitative assessment of right ventricular systolic function in Ebstein's anomaly: Comparison with CMR-derived ejection fraction in 49 patients. Eur Heart J Cardiovasc Imaging, 2016, 17(8): 930-935.

[66] Tobler D, Yalonetsky S, Crean AM, et al. Right heart characteristics and exercise parameters in adults with Ebstein anomaly: New perspectives from cardiac magnetic resonance imaging studies. Int J Cardiol, 2013, 165(1): 146-150.

[67] Whiteside W, Tretter JT, Aboulhosn J, et al. Acute and midterm outcomes of transcatheter pulmonary valve replacement for treatment of dysfunctional left ventricular outflow tract conduits in patients with aortopulmonary transposition and a systemic right ventricle. Circ Cardiovasc Interv, 2017, 10(9): e004730.

[68] Alsaied T, Tseng S, King E, et al. Effect of fetal hemodynamics on growth in

fetuses with single ventricle or transposition of the great arteries. Ultrasound Obstet Gynecol, 2018, 52(4): 479-487.

[69] Alsaied T, Bokma JP, Engel ME, et al. Predicting long-term mortality after Fontan procedures: A risk score based on 6707 patients from 28 studies. Congenit Heart Dis, 2017, 12(4): 393-398.

[70] Alsaied T, Bokma JP, Engel ME, et al. Factors associated with long-term mortality after Fontan procedures: a systematic review. Heart, 2017, 103(2): 104-110.

[71] Alsaied T, Sleeper LA, Masci M, et al. Maldistribution of pulmonary blood flow in patients after the Fontan operation is associated with worse exercise capacity. J Cardiovasc Magn Reson, 2018, 20(1): 85.

[72] Alsaied T, van der Ven JPG, Juggan S, et al. Relation of Fontan Baffle stroke volume to Fontan failure and lower exercise capacity in patients with an Atriopulmonary Fontan. Am J Cardiol, 2019, 124(1): 151-157.

[73] Takahashi K, Inage A, Rebeyka IM, et al. Real-time 3-dimensional echocardiography provides new insight into mechanisms of tricuspid valve regurgitation in patients with hypoplastic left heart syndrome. Circulation, 2009, 120(12): 1091-1098.

[74] Tsang VT, Raja SG. Tricuspid valve repair in single ventricle: Timing and techniques. Semin Thorac Cardiovasc Surg Pediatr Card Surg Annu, 2012, 15(1): 61-68.

[75] Ohye RG, Gomez CA, Goldberg CS, et al. Tricuspid valve repair in hypoplastic left heart syndrome. J Thoracic Cardiovasc Surg, 2004, 127(2): 465-472.

[76] Honjo O, Atlin CR, Mertens L, et al. Atrioventricular valve repair in patients with functional single-ventricle physiology: Impact of ventricular and valve function and morphology on survival and reintervention. J Thoracic Cardiovasc Surg, 2011, 142(2): 326-335 e2.

[77] Kutty S, Colen T, Thompson RB, et al. Tricuspid regurgitation in hypoplastic left heart syndrome: Mechanistic insights from 3-dimensional echocardiography and relationship with outcomes. Circ Cardiovasc Imaging, 2014, 7(5): 765-772.

[78] Nguyen AV, Lasso A, Nam HH, et al. Dynamic three-dimensional geometry of the tricuspid valve annulus in hypoplastic left heart syndrome with a fontan circulation. J Am Soc Echocardiogr, 2019, 32(5): 655-666 e13.

[79] Nii M, Guerra V, Roman KS, et al. Three-dimensional tricuspid annular function provides insight into the mechanisms of tricuspid valve regurgitation

in classic hypoplastic left heart syndrome. J Am Soc Echocardiogr, 2006, 19(4): 391-402.

[80] Hauser JA, Taylor AM, Pandya B. How to image the adult patient with Fontan circulation. Circ Cardiovasc Imaging, 2017, 10(5): e004273.

[81] Petersen SE, Aung N, Sanghvi MM, et al. Reference ranges for cardiac structure and function using cardiovascular magnetic resonance (CMR) in Caucasians from the UK biobank population cohort. J Cardiovasc Magn Reson, 2017, 19(1): 18.

[82] Miszalski-Jamka T, Klimeczek P, Tomala M, et al. Extent of RV dysfunction and myocardial infarction assessed by CMR are independent outcome predictors early after STEMI treated with primary angioplasty. J Am Coll Cardiol Img, 2010, 3(12): 1237-1246.

第 7 章

三尖瓣和右心的计算机断层扫描评估

Saurav Uppal, Laurie Bossory, Michael Biersmith, Thura T. Harfi

◎ 引 言

近年来，我们开始重新关注三尖瓣疾病，特别是三尖瓣反流的评估和管理。在美国，中至重度的三尖瓣反流影响了近 160 万患者，并与心脏事件的增加和患者总体死亡率的升高独立相关 [1-4]。大多数三尖瓣反流的本质是功能性病变，通常发生在左心疾病、房颤或肺动脉高压的背景下。即使排除左侧瓣膜病和先天性心脏病等潜在因素，未经治疗的严重症状性三尖瓣反流患者的预后仍然较差 [5]。随着对三尖瓣疾病的重新关注，对右心室功能的认识也在不断加强。

除左心室功能障碍外，肺动脉高压和先天性心脏病也会导致进行性右心室功能障碍和三尖瓣反流。随着对心力衰竭管理的改善，左心室功能障碍患者的寿命也得到延长，并进入疾病的更晚阶段。特别是随着肺动脉高压专门治疗和成人先天性心脏病亚专科的发展，在肺动脉高压和先天性心脏病患者中也观察到了类似的趋势。加拿大的一项队列研究显示，2012 年肺动脉高压的患病率估计为 127/10 万 [6]。有文献估计，至2010 年，美国有 240 万人患有先天性心脏病，且患病人数仍在增加 [7]。虽然患者生存率提高确实值得肯定，但我们迫切地需要更好地理解和减轻进行性右心衰竭对患者的影响。进行性右心室功能障碍和扩张会导致三尖瓣瓣环扩张，引起三尖瓣反流。许多研究表明，右心室功能障碍和严重三尖瓣反流患者预后往往较差[8-10]。鉴于右心功能障碍的患病率不断上升，及其与临床结局的密切相关性，目前对右心室及包括三尖瓣在内的右心结构进行更准确评估，已显得尤为重要。

在本章中，我们将讨论多排螺旋 CT（multi-detector computed tomography, MDCT）在右心室和三尖瓣功能评估以及各种新型经导管三尖瓣介入规划中的应用。

◎ CT 在右心评估中的作用：一般原则

鉴于学界对三尖瓣疾病的重新关注，以及经导管三尖瓣器械的快速发展，右心解剖的高保真成像评估变得至关重要。右心，包括右心室、右心房、三尖瓣和三尖瓣瓣环，由于几何形状复杂而难以成像和量化。虽然有多种成像方法可用于评估右心，但各有优缺点。

传统来说，超声心动图，特别是经胸超声心动图，是评估左心室和右心室功能的标准成像方法。经胸超声心动图由于具有高时间分辨率，所以能够很好地评估瓣膜功能和形态。其优点包括易获得、成本低、无创、时间分辨率高以及检查时间短等。然而，患者的一些情况（如肥胖、慢性阻塞性肺疾病和肋间隙狭窄等）引起的声影，还是会对经胸超声心动图的使用造成影响。此外，右心室和三尖瓣的几何结构复杂也增加了评估的难度。

目前，心脏磁共振成像（cardiac magnetic resonance, CMR）是评估右心室的标准方法。但几个缺点限制了 CMR 在所有患者群体中的应用。其首要障碍是成本高。长期以来，仅三级医疗学术中心可提供 CMR 检查。其他障碍包括扫描时间较长、患者有幽闭恐惧症、终末期肾病患者的对比剂限制，以及植入金属装置（如起搏器和除颤器）患者的安全和（或）有效的图像获取等。

鉴于此，MDCT 已发展成为一种有价值的替代 CMR 的方法。

MDCT 具有优异的空间分辨率，优于超声心动图和 CMR。目前，MDCT 在 x、y 和 z 轴上的空间分辨率约为 0.5mm，随着新扫描技术的出现，预计其空间分辨率还会进一步提高。相比之下，CMR 的空间分辨率为 1 ～ 2mm。高空间分辨率是 CT 的主要优势之一，这在经导管瓣膜治疗的术前规划中至关重要[11]。通常，幽闭恐惧症患者也可以放松地接受心脏 CT 检查。此外，新一代心脏 CT 扫描仪的时间分辨率又有了显著提高。例如，双源 CT 扫描仪可以在 ＜ 80 ～ 100ms 的分辨率下获取图像[12]。这些进展使得心脏功能的实时评估（包括左心室和右心室的射血分数）成为可能。此外，心脏 CT 成像是唯一能够提供真实三维（甚至四维）数据集的成像方法，可以进行多平面重建，有助于手术规划和手术实施。

目前，虽然 CMR 仍被认为是左、右心室容积和射血分数测量的标准方法，但心脏 CT 可以在短时间内提供与 CMR 相当的心脏腔室评估[13]。研究表明，CT 与 CMR 的心室功能评估具有可比性[14]。MDCT 是评估右心室的影像学选择，适用于有除颤器或非 MRI 兼容的心脏同步装置的患者，并可以为焦虑或幽闭恐惧症患者提供替代方案。多个学会的指南认为，心脏 CT 检查适用于右、左心功能和结构评估[15]。

心脏 CT 的两个重要缺点是接触电离辐射和使用碘对比剂，而后者已知对肾脏有毒性。幸运的是，新一代 CT 扫描仪的出现使心脏 CT 的辐射暴露在过去 10 多年中显著减少[16]。

◎ CT 在右心评估中的应用

◇ 优化右心可视化的 CT 扫描技术

传统的冠状动脉 CT 血管造影流程是先注射对比剂，然后注射生理盐水。这种方法能够使左心结构最佳显影，但无法稳定地得到右心结构的最佳显影。此外，由于来自上腔静脉（superior vena cava, SVC）的对比剂与来自下腔静脉（inferior vena cava, IVC）的血液混合，会在右心房留下显著的条纹伪影。为了优化左、右心对比显影，并避免右心房中的条纹伪影，推荐使用三相对比剂注射方案。三相对比剂注射方案包括 60 ～ 65mL 对比剂，然后是 20mL 的 50-50 或 70-30 对比剂 - 盐水混合液，然后用 40mL 生理盐水冲洗。推荐的注射速率为 5 ～ 6mL/s。该方案已被证明可以优化三尖瓣的可视化，并减少右心房中的条纹伪影[17, 18]。

冠状动脉 CT 成像通常可以前瞻性方式获得；然而，三尖瓣的连续影像和完整的右心室功能评估需要回顾性 ECG 门控[19]。这种回顾性图像获取方法增加了患者的辐射暴露。使用剂量调制技术和迭代重建，通常可以减轻回顾性 ECG 门控期间的辐射剂量。

◎ 右心室大小和功能的评估

使用 MDCT 评估右心室功能需要在心动周期的多个阶段进行心室分割，通常使用 64 层 CT 扫描仪分为 10 个阶段，或使用双源 CT 扫描仪分为 20 个阶段。通过评估所观察到的心脏运动和容积变化，确定收缩末期和舒张末期的容积。通过手动追踪心内膜来划定右心室的容积。每搏量（stroke volume, SV）通过舒张末期容积（end-diastolic volume, EDV）和收缩末期容积（end- systolic volume, ESV）之差计算得到。右心室射血分数则是每搏量与舒张末期容积的比值。多项研究表明，与 CMR 相比，MDCT 在测量右心室容积和右心室射血分数方面具有很高的准确性[12, 13, 20, 21]。MDCT 虽然可以自动追踪右心室心内膜边界，但由于右心室几何形状复杂，所以通常需要手动修正自动追踪。可以重建多个视图，在双腔、四腔和三腔视图等中查看右心室的收缩功能（图 7.1 至图 7.4）。还可以评估整体和局部壁运动异常（视频 7.1、7.2 和 7.3）。CT 导出的心脏腔室大小和功能的标准值见表 7.1[22]。

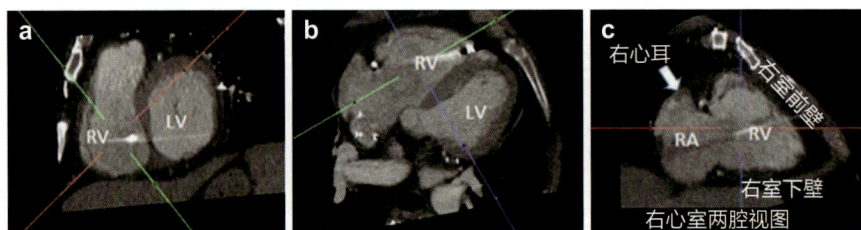

图 7.1 右心室双腔视图的创建。从心脏的短轴视图（图 a）开始，将平面的中心移动到右心室内部。然后移动绿色平面，使其穿过右心室的前壁（游离壁）和右心室的下壁（膈面）（图 b）。接着在修改后的四腔视图中，使绿色平面穿过右心房（图 b）。右心室双腔视图将显示出来（图 c）。RV, right ventricle, 右心室；RA, right atrium, 右心房；LV, left ventricle, 左心室

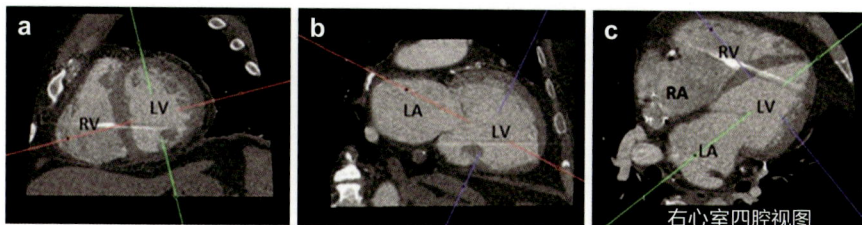

图 7.2　左心室和右心室四腔视图的创建。从心脏的短轴视图（图 a）开始，将平面的中心放置在左心室的中心，然后调整红色平面使其穿过右心室的最大横截面。接着，将红色平面指向左心室的心尖（图 b）。这将创建右心室和左心室的四腔视图（图 c）。LV，left ventricle，左心室；RV，right ventricle，右心室；LA，left atrium，左心房；RA，right atrium，右心房

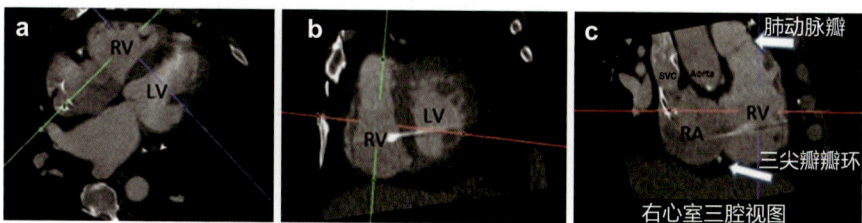

图 7.3　右心室三腔视图（右心室流入和流出道视图）的创建。在四腔视图中将平面的中心移动到右心室的中心（图 a），然后将绿色平面沿右心室长轴延伸至右心室流出道（图 b），优化平面以显示肺动脉瓣和三尖瓣瓣环（三腔视图）（图 c）。注意由于三尖瓣 / 肺动脉瓣之间缺乏连续性，所以右心室流出道梗阻在三尖瓣干预中罕见。肺动脉瓣与三尖瓣瓣环之间的区域靠近无冠窦。RV，right ventricle，右心室；RVOT，right ventricular outflow tract，右心室流出道；TV，tricuspid valve，三尖瓣；SVC，superior vena cava，上腔静脉

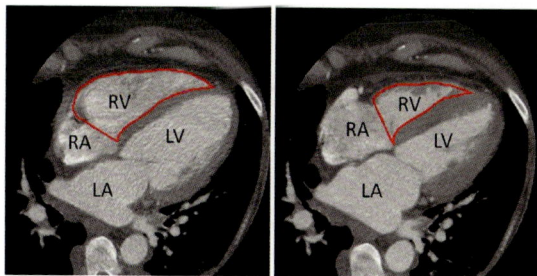

图 7.4　使用心脏 CT 测量右心室容积。追踪右心室心内膜边界以评估右心室容积，从而计算舒张末期容积和收缩末期容积，以计算右心室射血分数。注意心肌壁厚度和右心房在舒张末期（左图）和收缩末期（右图）大小的差异。虽然这里只显示了一个切面，但收缩末期和舒张末期容积的测量需要在多个切面追踪右心室心内膜边界。RV，right ventricle，右心室；LV，left ventricle，左心室；LA，left atrium，左心房；RA，right atrium，右心房

表 7.1　CT 测量的右心室腔大小、体积和功能的标准值

RV 直径	收缩末期		舒张末期		平均 RV 参数	平均（SD）	95% CI
	平均（SD）	95% CI	平均（SD）	95% CI			
线性（n = 103）					重构		
中腔隔侧径（mm）	29.6（5.3）	19.2～40.0	37.0（5.7）	25.8～48.2	RV 游离壁厚度	2.4（0.7）	1.0～3.8
中腔前后径（mm）	57.9（8.0）	42.2～73.6	72.6（9.0）	55.0～90.2			
心尖瓣环长度（mm）	62.0（8.8）	44.8～79.2	77.7（10.4）	57.3～98.1			
3D（n = 85）					功能测量		
3D 体积（mL）	82.1（29.2）	24.9～139.2	174.9（48.0）	80.0～269.0	三尖瓣瓣环运动幅度（mm）	29.6（5.3）	19.2～40.0
3D 体积指数（m^1/m^2）			93.3（20.3）	53.5～133.1	3D RVEF（%）	57.9（8.0）	42.2～73.6

缩写 :RV，right ventricle，右心室；RVEF，right ventricular ejection fraction，右心室射血分数
注 : 此表格数据改编自 Lin 等 [22]，©2008, 经 Elsevier 许可

◇ MDCT 对三尖瓣瓣环的评估

　　在右心室扩大和三尖瓣瓣环扩张的情况下，会发生功能性三尖瓣反流。在评估功能性三尖瓣反流时，需要准确测量三尖瓣瓣环和瓣叶的对合，以便于后续的手术治疗或介入治疗规划。在舒张期，MDCT 于瓣叶最基底的附着点处进行三尖瓣瓣环测量（图 7.5）。在健康个体，三尖瓣瓣环呈椭圆形，并且瓣环沿着心脏内侧到外下侧的方向要比其他方向长约 30%。三尖瓣瓣环的平均直径为 4.0cm ± 0.7cm。三尖瓣瓣环面积在心动周期存在 30% 的变化幅度 [23-25]。在轻度或微量三尖瓣反流患者，三尖瓣瓣环保持椭圆形。在中度到重度三尖瓣反流患者，三尖瓣瓣环变得接近圆形 [26]。随着三尖瓣反流的恶化，三尖瓣瓣环面积增大，并与三尖瓣反流的严重程度成正比 [27]。此外，MDCT 还可以测量每个瓣叶交界的距离、瓣叶的牵拉高度和牵拉角度，这些均与三尖瓣反流的严重程度相关，并对重度三尖瓣反流患者的预后判断具有重要价值 [28]。牵拉高度是

三尖瓣反流患者瓣叶交界向右心室方向位移的距离。牵拉面积是三尖瓣瓣环平面与三尖瓣瓣叶位移之间的面积。牵拉面积大于 $1.6cm^2$ 和瓣叶对合距离大于 8mm 即为显著牵拉，是三尖瓣瓣环成形术后三尖瓣反流复发的重要预测因素[29]。

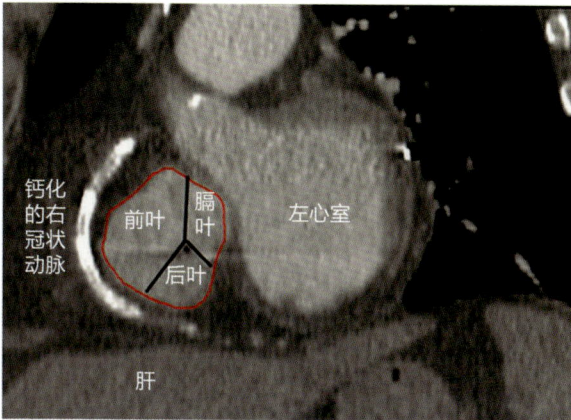

图 7.5　三尖瓣瓣环及相关瓣叶的方向。瓣叶对合线用黑线标记。注意前叶是最大的瓣叶。注意右冠状动脉（严重钙化）与瓣环的距离较为接近。红线表示瓣环的边缘

◇ 右心室应变的 CT 评估

右心室应变是指右心室心肌变形的程度。过度应变可能由急性肺栓塞、肺动脉高压、慢性阻塞性肺疾病或右心室梗死引起。已有研究证实右心室应变对心力衰竭和急性肺栓塞患者的预后具有价值，并常用于指导治疗[30, 31]。CT 和超声心动图均可用于评估右心室应变。通常应用超声心动图组织多普勒成像或二维斑点追踪来测量右心室应变。用 CT 评估右心室应变时，通常应用四腔心图像来计算右心室与左心室直径比，测量从室间隔到心内膜的最大距离。正常的右心室与左心室直径比为 0.9～1.0，中度右心室扩张对应的右心室与左心室直径比 ≥ 1.3[32, 33]。其他研究表明，急性肺栓塞患者即使右心室与左心室直径比正常，CT 测量右心室直径大于 45mm，右心室应变也更严重，并且患者整体预后更差[34]。

◎ CT 在经导管三尖瓣介入治疗中的应用

传统来说，三尖瓣反流的外科治疗范围有限，因为早期数据表明单纯的左侧瓣膜修复或置换可以改善三尖瓣反流，因此很少需要通过外科手段处理三尖瓣反流问题 [35]。一系列的外科病例进一步支持该观点：对复发性心内膜炎患者进行三尖瓣切除术而不置换瓣膜，术后难治右心衰竭的发生率较低 [36]。在严重三尖瓣反流患者，常见的合并症有右心室功能障碍、肝硬化和肾病等，并且单纯的三尖瓣修复或置换手术的患者死亡率约为 8% ～ 11% [37]。由于围手术期风险高，且患者情况及合并症存在不确定性，所以其手术量一直较低，每年大约 5000 例 [37, 38]。然而，最近随着对严重三尖瓣反流相关的发病率和死亡率的重视度增加，三尖瓣手术指征也扩大了 [39]。这种治疗模式的转变，与经导管瓣膜修复和置换装置的快速发展同步，这些装置的发展为我们提供了可能的外科替代方案。

多模态成像对于左心经导管介入治疗的成功实施是至关重要的，这些成像技术正逐步应用于右心手术。超声心动图是术前和术中成像的基石，而 MDCT 已被证实是一种重要的辅助成像手段，因为通过它可以准确评估三尖瓣瓣环和右心室腔室的尺寸、着陆区形状、腔静脉大小，并可分析潜在的解剖学干扰因素，为介入治疗提供重要参考 [40]。由于右心室具有独特结构、位置相对前置，且某些患者在超声检查时可能产生声影，所以通过二维（2D）超声心动图和经食管超声心动图可能无法完全评估右侧心脏结构。而 MDCT 不受这些影响，并通过平面图像测量，提供高保真度的容积评估。与 CMR 相比，采用回顾性心电门控协议时，MDCT 具备更优越的空间分辨率，并能实现可比拟的心腔容积测量 [41]。最后，CT 数据可以用于 3D 打印、重建三尖瓣装置、辅助手术规划 [42]。

目前，多种经导管三尖瓣修复和置换器械已完成开发，并处于不同的临床测试阶段。这些器械主要针对对合缘、瓣环缩减、瓣叶缘对缘修复、异位腔静脉瓣植入和原位瓣置换等（图 7.6）[43, 44]。三尖瓣及其邻近关键结构具有复杂性和动态性，需要 CT 提供高空间分辨率成像。这些解剖学因素可影响经导管装置的选择。在约 2/3 的严重三尖瓣反流患者中，右冠状动脉（RCA）沿着靠近前部和后部三尖瓣瓣环的房室沟走行。在其余患者中，右冠状动脉或者在三尖瓣上方走行，或者穿过三尖瓣瓣环的水平面[45]。在三尖瓣前叶和后叶水平上，瓣环到右冠状动脉的平均水平距离分别为 6.8mm 和 2.1mm[46]。右冠状动脉与瓣环的距离过近会增加冠状动脉受压和急性缺血的发生风险，尤其在使用瓣环缩减装置时，当右冠状动脉距离瓣环小于 2.0mm 时，风险更大[45]。由于无冠窦靠近前隔交界，所以装置在此处锚定时可能存在主动脉穿孔的风险。希氏束位于前隔交界区后方约 3 ~ 5mm 处，邻近三尖瓣隔瓣在膜部间隔的附着点，因此该区域若受损，存在传导阻滞的风险。三尖瓣环测量对于折叠术、瓣环缩小术及瓣膜置换系统的选择是至关重要的。明确右心室解剖学，包括右心室尖端、三尖瓣瓣环距离，对于装置的正确释放非常重要。明确腔静脉边界，对于异位腔静脉植入器械的尺寸选择亦是至关重要的（图 7.7）[45]。在经导管二尖瓣置换中，左心室流出道阻塞是一种严重的并发症，也是术前 CT 成像的主要焦点[41]。与二尖瓣前叶和主动脉瓣之间的解剖连续性不同，三尖瓣和肺动脉瓣之间由心室漏斗状褶皱隔开。在三尖瓣置换过程中，该分离减小了右心室流出道阻塞的发生风险[41]。目

设备名称	A MitraClip	B Trialign	C TriCinch	D Cardioband	E Millipede	F FORMA修复系统	G 腔静脉瓣植入	H TRAIPTA
设备图像	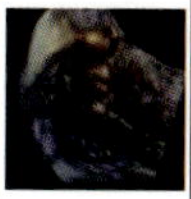	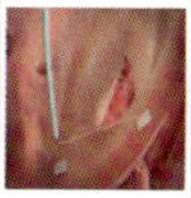	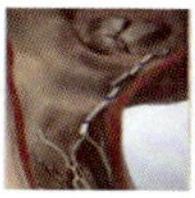	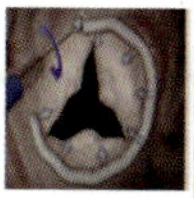	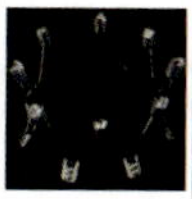	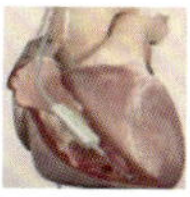	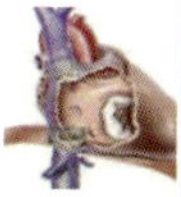	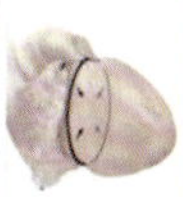
描述	通过折叠形成三尖瓣双叶化	通过折叠形成三尖瓣双叶化	通过收紧形成三尖瓣双叶化	直接瓣环成形术	完整的半刚性环	充填三尖瓣反流口区域的填充器	腔静脉内的瓣膜植入	心包环形封堵装置
通路	经股静脉	经颈静脉	经股静脉	经股静脉	经股静脉	经锁骨下静脉/经颈静脉	经颈静脉/经股静脉	经颈静脉/经股静脉

图 7.6　经导管三尖瓣修复技术的主要类别，包括直接缝合环缩术、直接环缩术、间接环缩术、对合增强和瓣膜置换（经 Kuwata 等[44]许可复印）。TV, tricuspid valve，三尖瓣

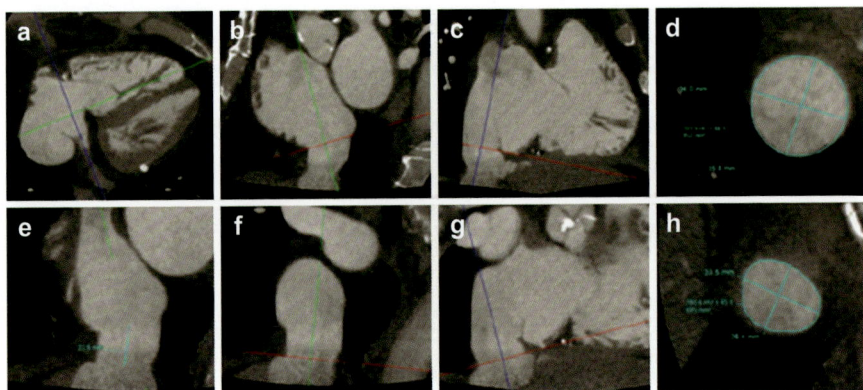

图 7.7　在异位腔静脉植入术前使用多平面 CT 重建评估下腔静脉尺寸。（a）右心室心尖和冠状窦的正交轴向视图。（b）单斜矢状面和冠状面（c）沿着右心房与下腔静脉的过渡处平行于冠状窦基底部分，重建出下腔静脉在进入右心房处的双斜横断面。（d）轴向重建定位于下腔静脉的较低水平，可以测量此点与第一肝静脉之间的距离。（e）使用单斜矢状面（f）和冠状面（g）可以重建下腔静脉的双斜横断面，以测量最大和最小直径、周长和面积（h）（van Rosendaeletal 等[45]，经牛津大学出版社许可）

前，虽然尚无统一的成像评估指南，但针对不同器械的 CT 成像注意事项已在表 7.2 中总结，并在下文中作详细说明[40]。值得注意的是，使用 MitraClip（Abbott, Abbott Park, IL）等缘对缘修复装置进行的干预主要依赖于超声心动图，CT 在术前规划中的作用有限。

◇ 经皮间隔装置的 CT 成像

阻流器，如 Forma 修复系统（Edwards Lifesciences, Irvine, CA），通过占据三尖瓣反流口面积来增加原生瓣叶的对合，从而减少反流量（图 7.6 和图 7.8）[47]。该装置是一种用泡沫填充的聚合物气球间隔器，通过左锁骨下静脉或腋静脉传送，并通过三尖瓣瓣环置于导轨上，最终锚定在右心室心尖间隔部分。早期可行性研究详细说明了如何使用 ECG 门控的 MDCT 测量三尖瓣瓣环的尺寸、右心室直径、三尖瓣瓣环到右心室顶的距离，以及锁骨下静脉和腋静脉的尺寸，以确保装置和导管鞘的兼容性[47]。此外，该研究还评估了包括乳头肌、室间隔带和起搏电极（如有）的腱索下装置配置。锚定目标的选择方法时，通过与三尖瓣瓣环垂直的矢状位 MDCT 的重建图像，沿三尖瓣平面和右室间隔游离壁沟之间绘制一条垂线（图 7.9）。基于该投影，生成与三尖瓣瓣环共平面的透视角度，以辅助术前规划。此外，CT 还用于随访评估，以确认传输系统的完整性和位置[48]。

表 7.2　在术前评估过程中使用 CT 进行解剖学评估的关键影响因素

器　械	解剖特征	影　像
夹合器械	·三尖瓣瓣环的尺寸（前后径和隔侧 - 外侧径、直径、周长、面积） ·三尖瓣瓣环与右心室顶点的距离 ·目标锚定位点 ·锁骨下静脉和腋静脉	·三尖瓣瓣环短轴视图 ·四腔心长轴视图 ·右心室长轴二腔心视图 ·冠状动脉重建
瓣环成形器械	·右冠状动脉相对于三尖瓣瓣环的走行 ·右冠状动脉到三尖瓣前叶和后叶附着处的距离 ·理想的锚定位点	·容积渲染重建，长轴二腔和四腔心视图 ·三尖瓣瓣环短轴，长轴四腔心视图 ·三尖瓣瓣环短轴视图
异位腔静脉瓣膜植入	·下腔静脉在腔静脉与右心房交界处以及第一肝静脉水平处的大小 ·腔静脉与右心房交界处到第一肝静脉的距离	·腔静脉与右心房交界处和第一肝静脉水平处的双斜横断面图像 ·下腔静脉单斜欠状面图像
原位经导管三尖瓣置换	·三尖瓣瓣环直径（前后径和隔侧 - 外侧径、周长、面积） ·右颈静脉和上腔静脉的大小 ·右冠状动脉相对于三尖瓣瓣环的走行 ·右冠状动脉到三尖瓣前叶和后叶附着处的距离 ·右室流出道梗阻风险	·三尖瓣瓣环短轴双斜横断面 ·容积渲染重建，长轴二腔和四腔心视图 ·三尖瓣瓣环短轴视图和长轴四腔心视图 ·矢状斜位重建和右心室流出道短轴视图

注：经 Elsevier 许可，©2018，复制自 Asmarats 等[40]。

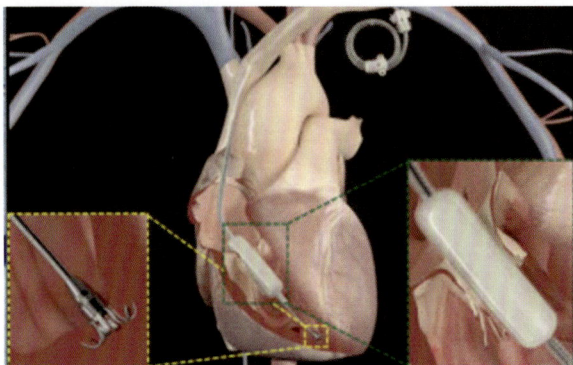

图 7.8　FORMA 修复系统 [47]。填充泡沫的聚合物球囊隔离器通过左锁骨下静脉插入，并放置在三尖瓣瓣环内，固定于右心室心尖的隔部（经 Elsevier 许可，©2015，Campelo-Parada 等 [47]）

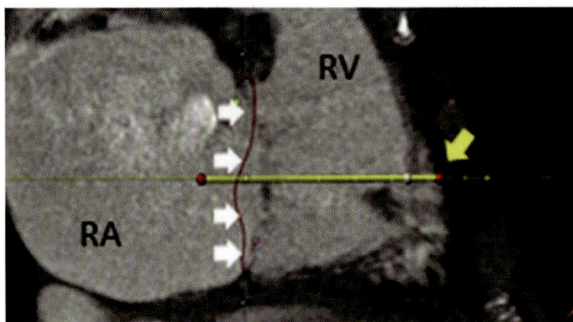

图 7.9　为准备植入 FORMA 装置的右心 CT 增强重建。矢状面重建显示环平面（白色箭头）和计划的固定点（黄色箭头）。RV，right ventriclar，右心室；RA，right atrium，右心房。经 Elsevier 许可，©2017，复制自 Perlman 等 [48]

◇ 经皮瓣环缩减装置的 CT 成像

目前正在研究的瓣环缩窄器械包括 TriCinch（4Tech Cardio Ltd., Galway, Ireland）、Millipede IRIS（Millipede, Inc., Santa Rosa, CA）、Cardioband（Edwards Lifesciences, Irvine, CA）、Trialign（Mitralign, Inc., Tewksbury, MA）和经房内膜外三尖瓣瓣环成形术（transatrial intrapericardial tricuspid annuloplasty, TRAIPTA）系统等（图 7.6）。CT 在确定右冠状动脉与瓣环的距离和走行方面起着重要作用，并通过短轴、长轴双腔和四腔心及容积

重建视图优化目标定位 [45]。瓣环成形装置对右冠状动脉造成损害的可能性与右冠状动脉相对于瓣环的距离和走行成反比。

TriCinch 系统由一个不锈钢螺旋锚定在前后瓣环，通过 Dacron 带连接到自扩展镍钛合金支架，该支架植入在下腔静脉中，介于肝静脉与右肾静脉之间。当施加张力时，隔侧 - 外侧瓣环尺寸缩小，从而改善功能性三尖瓣反流的程度。首次人体可行性研究使用 CT 确定三尖瓣瓣环前部最佳锚定位置（位于右冠状动脉与前叶铰点之间），以避免冠状动脉受压。此外，CT 还可用于确定适当的下腔静脉支架尺寸（见图 7.7）[49, 50]。

Millipede IRIS 经导管系统包含一个半刚性闭合瓣环，通过不锈钢螺钉锚定在瓣环的近心房一面。一旦放置，就通过滑动环夹紧可调的锯齿状镍钛合金框架，以缩小瓣环的尺寸。最初，该装置在二尖瓣位置进行手术植入，随后开发了经导管输送系统 [51]。后来，该装置在三尖瓣位置进行手术植入，目前正在开发专用的经导管输送导管 [52]。MDCT 用于确认术前和术后房室容积，以及瓣环尺寸（图 7.6）。

Cardioband 系统含有一个嵌入聚酯套管的收缩线，通过一系列锚定器植入在三尖瓣瓣环的房侧，从前隔到后隔交界处。装置一放置好，收缩线就被夹紧，使瓣环尺寸缩小并三尖瓣反流减少，模拟手术放置的非主环 [53]。基于二尖瓣空间的初步成像经验，已在三尖瓣中采用 CT 引导的术前规划，用于评估瓣环的大小和宽度，规划透视视图，并降低右冠状动脉损伤的发生风险 [54, 55]。

Trialign 系统是模仿 Kay 改良手术过程的经皮介入装置，使用带垫片缝线缝合使三尖瓣二叶化，随后拉紧缝线以缩小瓣环的尺寸（图 7.6）。其首次人体和早期可行性研究没有大量依赖 CT 成像；然而，CT 可作为辅助方式明确三尖瓣解剖结构并定位右冠状动脉的走行，以避免损伤 [41, 56, 57]。

TRAIPTA 系统是一种间接瓣环成形系统，由一个镍钛合金环通过右心房耳引入心包内，并沿房室沟绕心脏一圈以缩小瓣环尺寸。在临床前动物研究中，应用 CT 评估右心房局部分界区域的存在，以便于建立通路、清晰界定房室沟，并描绘冠状动脉走行，以评估器械部署的可行性 [58, 59]。

◇ 异位腔静脉瓣植入的 CT 成像

异位腔静脉瓣植入涉及在下腔静脉和（或）上腔静脉中部署生物瓣膜，该技术已被证实能够降低静脉压负荷并改善临床症状[60]。为此，也有应用市售的球囊扩张经导管主动脉瓣置换（transcatheter aortic valve replacement，TAVR）瓣膜，并在植入前使用腔静脉支架以确保稳定定位[61]。与轻度至中度三尖瓣反流患者相比，严重三尖瓣反流患者的下腔静脉直径可能更大，可能不适合应用这些改装的装置[45]。下腔静脉和上腔静脉的直径可能分别达到 35mm 和 40mm，下腔静脉与最上方的肝静脉之间的平均距离为 14.1mm ± 5.4mm，小于现有某些 TAVR 瓣膜的宽度[62-64]。因此，已经开发了定制的生物假体腔静脉植入物，例如 TricValve（P&F Products & Features Vertriebs GmbH, Vienna, Austria）。在这些系统中，CT 在腔静脉尺寸评估中起着重要作用，以帮助定制人工瓣膜装置（如有必要），并避免发生肝静脉阻塞或装置栓塞等并发症。必要的影像学信息包括在心动周期中期获得的下腔静脉最大和最小直径、周长和面积，下腔静脉在腔静脉与右心房交界处及第一肝静脉处的大小，以及这些解剖标志物在舒张中期的距离（图 7.7）。测量上腔静脉在腔静脉与右心房交界处的直径。这些尺寸可以在三个相应的解剖位置通过双斜横向和单斜矢状重建获得[45]。

◇ 原位经导管三尖瓣植入的 CT 成像

完全经导管生物瓣膜置换是结构性心脏病管理的一大进步。对于三尖瓣来说，这种选择以前仅限于既往接受过三尖瓣手术修复的患者（环中瓣）和既往接受过生物三尖瓣（瓣中瓣）植入的患者，分别用于三尖瓣瓣环成形术失败的情况和生物瓣膜退化的情况。CT 在这些手术的横断面成像应用各不相同[65,66]。随着完全原位经导管三尖瓣置换装置的出现，例如 Navigate（NaviGate Cardiac Structures, Lake Forest, CA），该领域正在迅速发展。该装置包括一个自扩展的带有心房翼和心室抓手的锥形镍钛合金支架，使其可以在三尖瓣瓣环中安全锚定（图 7.10）。Navia 等[67]首次通过人体研究详细阐述了 CT 在术前和术后评估中的重要性。四维（呼吸相关）CT 提供了组织运动的相位分辨可视化信息，有效地提供了 3D 连续成像，可以用于创建右心结构的 3D 打印模型，以模拟手术植入。与其他经皮装置一样，CT 可用于评估腔室量化、三尖瓣瓣环和血管结构。类似于异位腔静脉装置，CT 图像获取可能包括三尖瓣瓣环和右心室流出道的短轴视图、双腔和四腔长轴视图、容积渲染重建，以及矢状和双斜重建（图 7.1 至图 7.3）。另外，还有多种装置正在研发和临床测试阶段 [40, 43]。

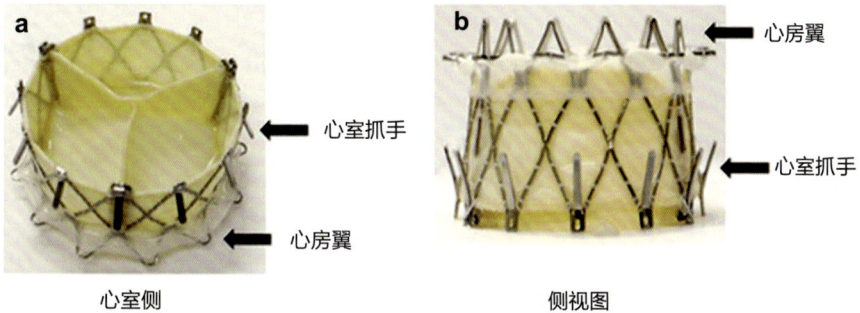

图 7.10　NaviGate 瓣膜支架心室侧（a）和侧视图（b），显示了带有心房翼和心室抓手的镍钛合金框架，以确保定位（经许可复制，Navia 等 [67]）

参考文献

[1] Stuge O, Liddicoat J. Emerging opportunities for cardiac surgeons within structural heart disease. J Thorac Cardiovasc Surg, 2006, 132(6): 1258-1261.

[2] Agricola E, Stella S, Gullace M, et al. Impact of functional tricuspid regurgitation on heart failure and death in patients with functional mitral regurgitation and left ventricular dysfunction. Eur J Heart Fail, 2012, 14(8): 902-908.

[3] Topilsky Y, Nkomo VT, Vatury O, et al. Clinical out-come of isolated tricuspid regurgitation. JACC Cardiovasc Imaging, 2014, 7(12): 1185-1194.

[4] Topilsky Y, Maltais S, Medina Inojosa J, et al. Burden of tricuspid regurgitation in patients diagnosed in the community setting. JACC Cardiovasc Imaging, 2019, 12(3): 433-442.

[5] Nath J, Foster E, Heidenreich PA. Impact of tricuspid regurgitation on long-term survival. J Am Coll Cardiol, 2004, 43(3): 405-409.

[6] Wijeratne DT, Lajkosz K, Brogly SB, et al. Increasing incidence and prevalence of world health organization groups 1 to 4 pulmonary hypertension: A population-based cohort study in Ontario, Canada. Circ Cardiovasc Qual Outcomes, 2018, 11(2): e003973.

[7] Gilboa SM, Devine OJ, Kucik JE, et al. Congenital heart defects in the United States: Estimating the magnitude of the affected population in 2010. Circulation, 2016, 134(2): 101-109.

[8] Iglesias-Garriz I, Olalla-Gómez C, Garrote C, et al. Contribution of right ventricular dysfunction to heart failure mortality: A meta-analysis. Rev Cardiovasc Med, 2012, 13(2-3): e62-e69.

[9] Prins KW, Rose L, Archer SL, et al. Clinical determinants and prognostic implications of right ventricular dysfunction in pulmonary hypertension caused by chronic lung disease. J Am Heart Assoc, 2019, 8(2): e011464.

[10] Chorin E, Rozenbaum Z, Topilsky Y, et al. Tricuspid regurgitation and long-term clinical outcomes. Eur Heart J Cardiovasc Imaging, 2020, 21(2): 157-165.

[11] Lin E, Alessio A. What are the basic concepts of temporal, contrast, and spatial resolution in cardiac CT? J Cardiovasc Comput Tomogr, 2009, 3(6): 403-408.

[12] Lewis MA, Pascoal A, Keevil SF, et al. Selecting a CT scanner for cardiac imaging: The heart of the matter. Br J Radiol, 2016, 89(1065): 20160376.

[13] Fuchs A, Kuhl JT, Lonborg J, et al. Automated assessment of heart chamber volumes and function in patients with previous myocardial infarction using multidetector computed tomography. J Cardiovasc Comput Tomogr, 2012, 6(5): 325-334.

[14] Fu H, Wang X, Diao K, et al. CT compared to MRI for functional evaluation of the right ventricle: A systematic review and meta-analysis. Eur Radiol, 2019, 29(12): 6816-6828.

[15] Taylor AJ, Cerqueira M, Hodgson JM, et al. ACCF/SCCT/ ACR/AHA/ ASE/ASNC/NASCI/SCAI/SCMR 2010 appropriate use criteria for cardiac computed tomography. A report of the American College of Cardiology Foundation Appropriate Use Criteria Task Force, the Society of Cardiovascular Computed Tomography, the American College of Radiology, the American Heart Association, the American Society of Echocardiography, the American Society of Nuclear Cardiology, the North American Society for Cardiovascular Imaging, the Society for Cardiovascular Angiography and Interventions, and

the Society for Cardiovascular Magnetic Resonance. J Am Coll Cardiol, 2010, 56(22): 1864-1894.

[16] Stocker TJ, Deseive S, Leipsic J, et al. Reduction in radiation exposure in cardiovascular computed tomography imaging: results from the PROspective multicenter registry on radiaTion dose Estimates of cardiac CT angIOgraphy iN daily practice in 2017 (PROTECTION VI). Eur Heart J, 2018, 39(41): 3715-3723.

[17] Hinzpeter R, Eberhard M, Burghard P, et al. Computed tomography in patients with tricuspid regurgitation prior to transcatheter valve repair: Dynamic analysis of the annulus with an individually tailored contrast media protocol. EuroIntervention, 2017, 12(15): e1828-e1836.

[18] Gopalan D. Right heart on multidetector CT. Br J Radiol, 2011, 84(3): S306-S323.

[19] Shah S, Jenkins T, Markowitz A, et al. Multimodal imaging of the tricuspid valve: Normal appearance and pathological entities. Insights Imaging, 2016, 7(5): 649-667.

[20] Plumhans C, Muhlenbruch G, Rapaee A, et al. Assessment of global right ventricular function on 64-MDCT compared with MRI. AJR Am J Roentgenol, 2008, 190(5): 1358-1361.

[21] Maffei E, Messalli G, Martini C, et al. Left and right ventricle assessment with Cardiac CT: Validation study vs. Cardiac MR. Eur Radiol, 2012, 22(5): 1041-1049.

[22] Lin FY, Devereux RB, Roman MJ, et al. Cardiac chamber volumes, function, and mass as determined by 64-multidetector row computed tomography: Mean values among healthy adults free of hypertension and obesity. JACC Cardiovasc Imaging, 2008, 1(6): 782-786.

[23] Tei C, Pilgrim JP, Shah PM, et al. The tricuspid valve annulus: Study of size and motion in normal subjects and in patients with tricuspid regurgitation. Circulation, 1982, 66(3): 665-671.

[24] Tei C, Shah PM, Cherian G, et al. Echocardiographic evaluation of normal and prolapsed tricuspid valve leaflets. Am J Cardiol, 1983, 52(7): 796-800.

[25] Ton-Nu TT, Levine RA, Handschumacher MD, et al. Geometric determinants of functional tricuspid regurgitation: Insights from 3-dimensional echocardiography. Circulation, 2006, 114(2): 143-149.

[26] Saremi F, Hassani C, Millan-Nunez V, et al. Imaging evaluation of tricuspid valve: Analysis of morphology and function with CT and MRI. AJR Am J

Roentgenol, 2015, 204(5): W531-W542.

[27] Nemoto N, Lesser JR, Pedersen WR, et al. Pathogenic structural heart changes in early tricuspid regurgitation. J Thorac Cardiovasc Surg, 2015, 150(2): 323-330.

[28] Kabasawa M, Kohno H, Ishizaka T, et al. Assessment of functional tricuspid regurgitation using 320-detector-row multislice computed tomography: Risk factor analysis for recurrent regurgitation after tricuspid annuloplasty. J Thorac Cardiovasc Surg, 2014, 147(1): 312-320.

[29] Fukuda S, Song JM, Gillinov AM, et al. Tricuspid valve tethering predicts residual tricuspid regurgitation after tricuspid annuloplasty. Circulation, 2005, 111(8): 975-979.

[30] Cameli M, Righini FM, Lisi M, et al. Right ventricular strain as a novel approach to analyze right ventricular performance in patients with heart failure. Heart Fail Rev, 2014, 19(5): 603-610.

[31] Grifoni S, Olivotto I, Cecchini P, et al. Short-term clinical outcome of patients with acute pulmonary embolism, normal blood pressure, and echocardiographic right ventricular dysfunction. Circulation, 2000, 101(24): 2817-2822.

[32] Wake N, Kumamaru KK, George E, et al. Computed tomography and echocardiography in patients with acute pulmonary embolism: Part 1: Correlation of findings of right ventricular enlargement. J Thorac Imaging, 2014, 29(1): W1-W6.

[33] Kumamaru KK, Hunsaker AR, Bedayat A, et al. Subjective assessment of right ventricle enlargement from computed tomography pulmonary angiography images. Int J Cardiovasc Imaging, 2012, 28(4): 965-973.

[34] Kumamaru KK, George E, Ghosh N, et al. Normal ventricular diameter ratio on CT provides adequate assessment for critical right ventricular strain among patients with acute pulmonary embolism. Int J Cardiovasc Imaging, 2016, 32(7): 1153-1161.

[35] Braunwald NS, Ross J, Morrow AG. Conservative management of tricuspid regurgitation in patients undergoing mitral valve replacement. Circulation, 1967, 35(4 Suppl): I63-I69.

[36] Arbulu A, Holmes RJ, Asfaw I. Tricuspid valvulectomy without replacement. Twenty years' experience. J Thorac Cardiovasc Surg, 1991, 102(6): 917-922.

[37] Zack CJ, Fender EA, Chandrashekar P, et al. National trends and outcomes in isolated tricuspid valve surgery. J Am Coll Cardiol, 2017, 70(24): 2953-2960.

[38] Alqahtani F, Berzingi CO, Aljohani S, et al. Contemporary trends in the use and outcomes of surgical treatment of tricuspid regurgitation. J Am Heart Assoc, 2017, 6(12): e007597.

[39] Nishimura RA, Otto CM, Bonow RO, et al. 2014 AHA/ACC guideline for the management of patients with valvular heart disease: A report of the American College of Cardiology/American Heart Association Task Force on Practice Guidelines. J Thorac Cardiovasc Surg, 2014, 148(1): e1-e132.

[40] Asmarats L, Puri R, Latib A, et al. Transcatheter tricuspid valve interventions: Landscape, challenges, and future directions. J Am Coll Cardiol, 2018, 71(25): 2935-2956.

[41] Naoum C, Blanke P, Cavalcante JL, et al. Cardiac computed tomography and magnetic resonance imaging in the evaluation of mitral and tricuspid valve disease: Implications for transcatheter interventions. Circ Cardiovasc Imaging, 2017, 10(3): e005331.

[42] O'Neill B, Wang DD, Pantelic M, et al. Transcatheter caval valve implantation using multimodality imaging: Roles of TEE, CT, and 3D printing. JACC Cardiovasc Imaging, 2015, 8(2): 221-225.

[43] Curio J, Demir OM, Pagnesi M, et al. Update on the current landscape of transcatheter options for tricuspid regurgitation treatment. Interv Cardiol, 2019, 14(2): 54-61.

[44] Kuwata S, Zuber M, Pozzoli A, et al. Tricuspid regurgitation: Assessment and new frontiers. Cardiovasc Med, 2017, 20(9): 203-208.

[45] van Rosendael PJ, Kamperidis V, Kong WK, et al. Computed tomography for planning transcatheter tricuspid valve therapy. Eur Heart J, 2017, 38(9): 665-674.

[46] Ueda A, McCarthy KP, Sánchez-Quintana D, et al. Right atrial appendage and vestibule: Further anatomical insights with implications for invasive electrophysiology. Europace, 2013, 15(5): 728-734.

[47] Campelo-Parada F, Perlman G, Philippon F, et al. First-in-man experience of a novel transcatheter repair system for treating severe tricuspid regurgitation. J Am Coll Cardiol, 2015, 66(22): 2475-2483.

[48] Perlman G, Praz F, Puri R, et al. Transcatheter tricuspid valve repair with a new transcatheter coaptation system for the treatment of severe tricuspid regurgitation: 1-year clinical and echocardiographic results. JACC Cardiovasc Interv, 2017, 10(19): 1994-2003.

[49] Latib A, Ruparelia N, Bijuklic K, et al. First-in-man transcatheter mitral

valve-in-ring implantation with a repositionable and retrievable aortic valve prosthesis. EuroIntervention, 2016, 11(10): 1148-1152.

[50] Early feasibility study of the percutaneous 4tech tricinch coil tricuspid valve repair system. ClinicalTrials.gov Identifier: NCT03632967. Accessed 6 Nov 2019.

[51] Rogers JH, Boyd WD, Smith TW, et al. Early experience with Millipede IRIS transcatheter mitral annuloplasty. Ann Cardiothorac Surg, 2018, 7(6): 780-786.

[52] Rogers J. Millipede ring for the tricuspid valve. Presented at transcatheter cardiovascular therapeutics 2017, Denver, CO.

[53] Kuwata S, Taramasso M, Nietlispach F, et al. Transcatheter tricuspid valve repair toward a surgical standard: First-in-man report of direct annuloplasty with a cardioband device to treat severe functional tricuspid regurgitation. Eur Heart J, 2017, 38(16): 1261.

[54] Maisano F, Taramasso M, Nickenig G, et al. Cardioband, a transcatheter surgical-like direct mitral valve annuloplasty system: Early results of the feasibility trial. Eur Heart J, 2016, 37(10): 817-825.

[55] NickenigG. TRI-REPAIR: 30-day outcomes of transcatheter tricuspid valve repair in patients with severe secondary tricuspid regurgitation. Presented at: Transcatheter cardiovascular therapeutics 2017, Denver, CO.

[56] Hahn RT, Meduri CU, Davidson CJ, et al. Early feasibility study of a transcatheter tricuspid valve annuloplasty: Scout trial 30-day results. J Am Coll Cardiol, 2017, 69(14): 1795-1806.

[57] Schofer J, Bijuklic K, Tiburtius C, et al. First-in-human transcatheter tricuspid valve repair in a patient with severely regurgitant tricuspid valve. J Am Coll Cardiol, 2015, 65(12): 1190-1195.

[58] Rogers T, Ratnayaka K, Sonmez M, et al. Transatrial intrapericardial tricuspid annuloplasty. JACC Cardiovasc Interv, 2015, 8(3): 483-491.

[59] Rogers T. TRAIPTA—an update for 2017. Presented at transcatheter cardiovascular therapeutics 2017, Denver, CO.

[60] Lauten A, Figulla HR, Unbehaun A, et al. Interventional treatment of severe tricuspid regurgitation: Early clinical experience in a multicenter, observational, first-in-man study. Circ Cardiovasc Interv, 2018, 11(2): e006061.

[61] Laule M, Stangl V, Sanad W, et al. Percutaneous transfemoral management of severe secondary tricuspid regurgitation with Edwards Sapien XT

bioprosthesis: First-in-man experience. J Am Coll Cardiol, 2013, 61(18): 1929-1931.

[62] Díez-Villanueva P, Gutiérrez-Ibañes E, Cuerpo-Caballero GP, et al. Direct injury to right coronary artery in patients undergoing tricuspid annuloplasty. Ann Thorac Surg, 2014, 97(4): 1300-1305.

[63] Lauten A, Ferrari M, Hekmat K, et al. Heterotopic transcatheter tricuspid valve implantation: First-in-man application of a novel approach to tricuspid regurgitation. Eur Heart J, 2011, 32(10): 1207-1213.

[64] O'Neill BP, Wheatley G, Bashir R, et al. Study design and rationale of the heterotopic implantation of the Edwards-Sapien XT transcatheter valve in the inferior VEna cava for the treatment of severe tricuspid regurgitation (HOVER) trial. Catheter Cardiovasc Interv, 2016, 88(2): 287-293.

[65] Aboulhosn J, Cabalka AK, Levi DS, et al. Transcatheter valve-in-ring implantation for the treatment of residual or recurrent tricuspid valve dysfunction after prior surgical repair. JACC Cardiovasc Interv, 2017, 10(1): 53-63.

[66] McElhinney DB, Cabalka AK, Aboulhosn JA, et al. Transcatheter tricuspid valve-in-valve implantation for the treatment of dysfunctional surgical bioprosthetic valves: An international, multicenter registry study. Circulation, 2016, 133(16): 1582-1593.

[67] Navia JL, Kapadia S, Elgharably H, et al. First-in-human implantations of the navigate bioprosthesis in a severely dilated tricuspid annulus and in a failed tricuspid annuloplasty ring. Circ Cardiovasc Interv, 2017, 10(12): e005840.

第8章

类癌心脏病

Lavanya Kondapalli, Amber Berning, Suparna C. Clasen, Rhonda Miyasaka

◎ 病例介绍

患者，男性，55 岁，既往史无殊，因呼吸困难逐渐加重和腿部新发肿胀就诊。患者经常锻炼，数月前在锻炼 20 分钟后出现气短。数周前，双下肢新发水肿，偶感心悸，弯腰系鞋带时有头晕。否认有心绞痛、端坐呼吸、夜间阵发性呼吸困难、晕厥等。系统回顾中有显著腹泻症状。生命体征正常，心电图检查无殊。体检显示，患者处于代偿状态，颈静脉压约为 12 mmHg，有显著的 V 波，右心室有明显的抬举感，左胸骨缘可闻及 Ⅲ / Ⅵ 级收缩期射血杂音，随吸气而增强，并有 2+ 的双下肢水肿。疑诊类癌心脏病，B 型利钠肽前体（NT-proBNP）510 ng/mL，尿 5-H1AA791 μmol/24h，经胸超声心动图检查（图 8.1）明确诊断。

◎ 类癌心脏病的发病率和流行病学

在美国，心脏病和癌症是发病率和死亡率较高的两类主要疾病。2019 年，年龄 ≥ 20 岁人群的心血管疾病患病率约为 48.0%；2016 年，共有 1.215 亿成年人患病 [1]。2018 年，新确诊的癌症病例约有 174 万例 [2]。相比之下，神经内分泌肿瘤（如类癌）发病率虽然也在增加，但相对罕见，发病率在（2.5～5）/10 万，其中有一小部分病例会出现类癌心脏病 [3]。

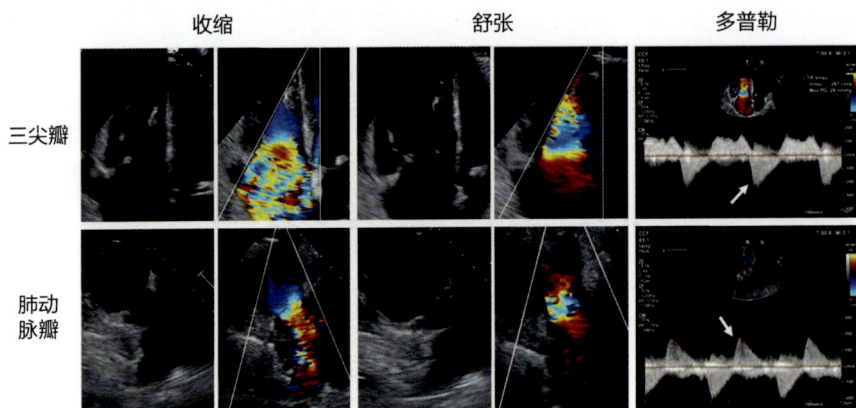

图 8.1　三尖瓣和肺动脉瓣类癌病变的经典经胸超声心动图。注意增厚和回缩的瓣叶缺乏对合，导致严重的三尖瓣和肺动脉瓣反流。连续波多普勒显示，三尖瓣反流和肺动脉瓣反流射流呈现密集的三角形波形，符合严重反流的特点（箭头所示）

神经内分泌肿瘤是一种具有神经内分泌分化特征的肿瘤，可以发生于各个部位，并可能引起与血管活性肽释放相关的症状[3]。类癌是指源自胃肠道的神经内分泌肿瘤。类癌肿瘤进展缓慢，通常在肿瘤变大或转移之前不会有症状。类癌综合征指的是一组症状，包括水样腹泻、支气管痉挛和血管运动变化（如潮红和低血压；罕见高血压）。通常认为，当类癌肿瘤或转移灶产生的血管活性物质通过肝静脉进入体循环时，会发生类癌综合征。据估计，30%～40% 的神经内分泌肿瘤患者会出现类癌综合征，20%～50% 的类癌综合征患者会发生类癌心脏病[4]。

类癌心脏病（carcinoid heart disease，CHD）与患者高发病率和高死亡率相关。1993 年，Pellikka 等[5]报道了 74 例类癌综合征患者，发现超声心动图检查显示类癌心脏病患者的中位生存期为 1.6 年，而这生存期显著短于心脏没有受累及的患者。梅奥医疗中心进行的一项对 200 名类癌心脏病患者的最新回顾性研究中发现，1981—1989 年 6 月确诊的患者中位生存期为 1.5 年（95% CI 为 1.1～1.9 年），1989 年 7 月—1995 年 5 月确诊的患者中位生存期为 3.2 年（95% CI 为 1.3～5.1 年），1995 年 6 月—2000 年确诊的患者中位生存期为 4.4 年（95% CI 为 2.4～7.1 年）[6]。中位生存期的延长可能与生长抑素类似物的使用和手术干预有关。

◎ 类癌心脏病的病理生理学

类癌心脏病的特点是沿着瓣膜瓣叶的心内膜表面形成斑块，主要影响右侧的瓣膜；由于肺血管对血管活性物质有灭活作用，所以心脏左侧很少受影响。从肉眼看，斑块表现为瓣膜增厚，伴有局部交界融合以及与之相关的瓣下装置增厚，类似于风湿性心脏病（图 8.2）。显微镜下看，斑块由增生的无颜色的肌成纤维细胞、细胞外成分（如胶原、黏液基质和弹性蛋白等）以及覆盖其上的内皮层组成。斑块内可见慢性炎症以及新生血管。对底层瓣膜的损害并不是典型特征（图 8.3）。类癌原发或转移性肿瘤产生的 5- 羟色胺被认为与类癌心脏病的发展有关。研究显示，5- 羟色胺 2B 受体的激活可以促进肌成纤维细胞沉积和瓣膜间质细胞活化，从而导致类癌心脏病中的纤维化[7-9]。

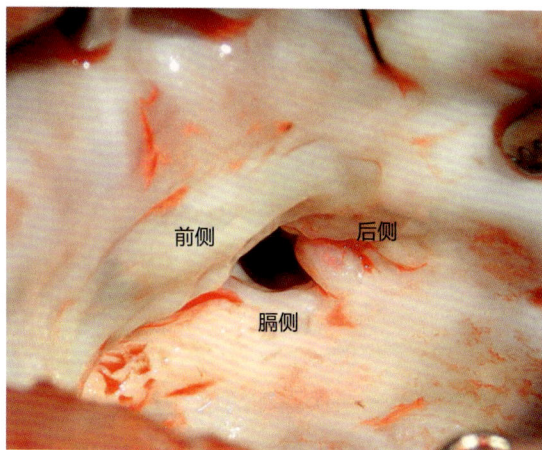

前侧　后侧　膈侧

图 8.2　手术照片显示三尖瓣存在严重的类癌病变。注意瓣叶增厚、回缩，并固定在半开放状态

◎ 类癌心脏病的监测和诊断

与类癌心脏病相关的生物标志物有 NT-proBNP、尿液或血浆 5-HIAA、嗜铬蛋白 A 和活素 A 等。2017 年，有关类癌心脏病的专家共识推荐，NT-proBNP 可作为筛查类癌综合征患者是否患有类癌心脏病的最佳生物标志物。该专家小组建议每 6 个月对转移性神经内分泌肿瘤患者进行一

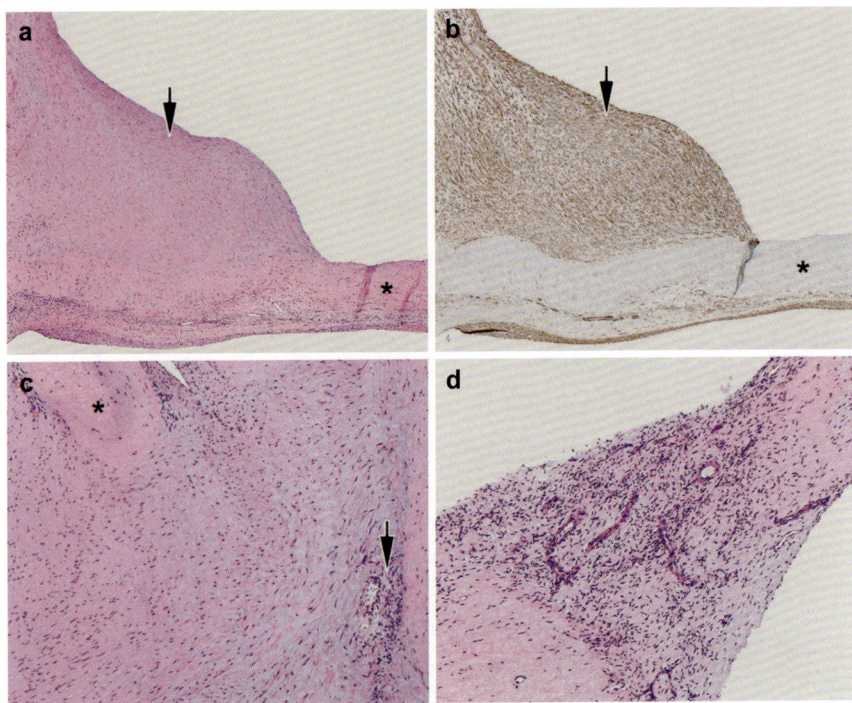

图 8.3　类癌心脏病的组织学。(a) 三尖瓣左侧的肌纤维母细胞增生（类癌斑块）（箭头所示）；瓣膜右侧未受累（＊）。(b) 平滑肌肌动蛋白免疫组化染色显示肌纤维母细胞增生（箭头所示）；未受累的瓣膜呈阴性（＊）。(c) 梭形成纤维肌母细胞与伴有相关细胞外基质温和增殖；左上角显示基础心脏瓣膜（＊），右下角显示慢性炎症（箭头所示）。(d) 类癌斑块内的新生血管形成

次临床评估和 NT-proBNP 检测。如果 NT-proBNP 大于 260ng/mL 或有临床表现提示类癌心脏病，则应进行经胸超声心动图检查。此外，追踪患者的尿液 5-HIAA 水平也很有用，当 5-HIAA 水平 ＞ 300μmol/24h 时，患者患类癌心脏病的风险升高[4]。然而，类癌心脏病可能进展迅速，因此对类癌综合征患者定期随访是至关重要的。Bhattacharyya 等[10] 对 252 例类癌综合征患者每隔 6 个月进行前瞻性随访，如果超声心动图评分较前 6 个月增加≥25%，则需要注意类癌心脏病的进展；中位随访时间 29 个月，44 名患者被诊断类癌心脏病进展或出现新的类癌心脏病。

超声心动图评分系统已经被开发出来，用于描述类癌心脏病并预测其进展。例如，在类癌心脏病患者中，将以下特征从 0（正常）到 3（严

重）进行评分：瓣叶增厚 / 活动性 / 形态，瓣膜狭窄 / 反流，右心室直径 / 功能。这些评分与 NT-pro-BNP 水平相关 [11]。在对 137 名转移性神经内分泌肿瘤患者的研究中，超声心动图评分增加 5 分与类癌心脏病进展（OR =2.95, 95% CI 为 1.71 ~ 5.09, $P <$ 0.005）和死亡（OR=2.66, 95% CI 为 1.63 ~ 4.35, $P <$ 0.005）风险增加相关 [12]。比较 6 种可用的超声心动图评分系统发现，它们在识别类癌心脏病方面的敏感性和特异性相似；但对于需要手术的类癌心脏病患者，可能更适用复杂的评分系统 [13]。

◇ 影像学

　　超声心动图是筛查和连续评估类癌心脏病的金标准诊断测试 [4]。由于右侧心腔位于前方，靠近胸壁，所以经胸超声心动图（TTE）通常可以提供关于右心室、三尖瓣和肺动脉瓣的优质影像。二维和三维成像可以提供关于瓣膜结构和功能的信息，而多普勒可以用于量化评估瓣膜功能障碍的严重程度。对右心室大小和功能的评估也是至关重要的。如果经胸超声心动图检查未能提供足够的关于瓣膜的评估信息，经食管超声心动图（TEE）也可能是一种有用的成像方法。

　　如前所述，类癌心脏病的特征是类癌斑块主要沉积在右侧心脏结构上。Bhattacharyya 等[14]描述的影像学发现范围很广，从轻度瓣膜增厚到严重的瓣膜功能障碍。在超声心动图检查中，三尖瓣和肺动脉瓣有典型的外观。瓣叶和瓣下结构增厚和回缩，在严重疾病的情况下，瓣膜显得僵硬并卡在半开位置（图 8.1），导致狭窄和反流的结合。使用彩色流动多普勒和连续波（CW）多普勒评估瓣膜功能，并应根据指南对狭窄或反流的严重程度进行分级 [15]。在严重的类癌三尖瓣疾病中，彩色多普勒会显示紊乱的舒张期血流，提示三尖瓣狭窄以及严重的三尖瓣反流。三尖瓣连续波（CW）多普勒可显示高密度、三角形的反流射流，与严重三尖瓣反流一致，同时可见升高的流入梯度，提示三尖瓣狭窄。狭窄与反流的结合通常会表现出"往复"血流通过瓣膜的情况。

　　使用三维（3D）成像，可以从正面观察瓣膜；在疾病严重的情况下，三尖瓣可能会显示出一个三角形的开口，没有中心对合，并且在收缩期或舒张期几乎没有变化（图 8.4）。多平面重建（multiplanar reconstruction,

MPR）可用于评估所有瓣叶，并且可以进行 3D 平面测量以估计瓣膜面积或反流开口面积（图 8.4）[16]。

类癌疾病最常涉及三尖瓣和肺动脉瓣；此外，左侧结构如二尖瓣和主动脉瓣也可能受到影响，特别是在卵圆孔未闭的情况下[14]。类癌肿瘤也可能转移到心脏，表现为在心室壁或室间隔中看到界限清晰的肿块[7]。因此，有必要进行全面的超声心动图检查，包括用振荡盐水造影，研究和评估从右到左的分流。

除超声心动图外，心脏磁共振成像（MRI）对类癌心脏病的评估可能也有帮助。心脏 MRI 可以用于定量评估右心室的大小和功能，评估是否存在转移灶，还可以用于评估瓣膜的结构和功能状态[7]。

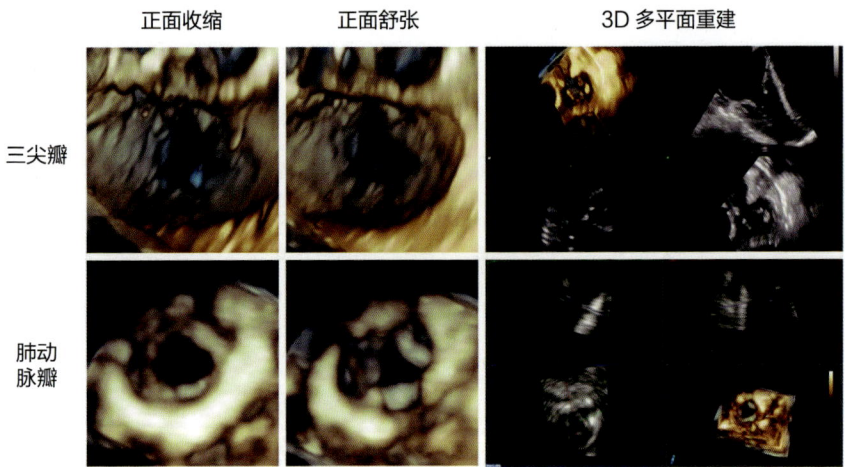

| 正面收缩 | 正面舒张 | 3D 多平面重建 |

三尖瓣

肺动脉瓣

图 8.4　三维经食管超声心动图（3D TEE）显示三尖瓣和肺动脉瓣。通过三维面视图可以同时观察三个瓣叶，可显著地观察到瓣叶在收缩期与舒张期之间的活动范围极小。通过三维多平面重建（MPR）可同时观察长轴和短轴视图。通过三维平面可以测量短轴视图瓣膜面积或反流开口面积。

◎ 类癌心脏病的管理

对类癌心脏病的成功管理依赖于团队合作。团队的关键成员包括患者、心脏肿瘤科医生、肿瘤科医生、心胸外科医生和心胸麻醉科医生。从心脏的角度来看，治疗的重点是管理右心衰竭并识别心脏手术的需求。

在对右心衰竭的管理中，由于减少前负荷可能带来副作用，所以有必要进行每日称重管理、限制液体摄入和谨慎使用利尿剂。弹力袜的使用和盐摄入的限制也很重要。可以考虑使用螺内酯，因为其对右心可能有益处[17]。

生长抑素类似物是类癌治疗的基石，可预防类癌心脏病的发生和（或）进展[4]。生长抑素类似物降低了血清素和生物活性代谢物的循环水平。目前可用的两种生长抑素类似物是奥曲肽和兰瑞肽，并使用长效制剂来治疗有症状的类癌。研究表明，无症状类癌患者使用这些生长抑素类似物也有益于无进展生存期[18, 19]。特罗司他乙酯已获得美国食品药品监督管理局（Food and Drug Administration, FDA）批准用于治疗难治性症状，α - 干扰素在欧洲已获批使用。mTOR 抑制剂依维莫司在类癌心脏病患者中应谨慎使用，并在手术（包括心脏手术）前 2～4 周应停用[4]。肽受体放射核素治疗（peptide receptor radionucleotide therapy, PRRT）是将放射性核苷酸全身性递送至肿瘤细胞的一种治疗方法，由于治疗中涉及静脉输液，所以对于心力衰竭失代偿的患者是禁忌的[4, 20]。对于重度类癌性心脏病及右心室功能障碍患者，进行肝转移灶的经导管动脉栓塞或化疗栓塞治疗时应谨慎。对于类癌性心脏病患者，心脏瓣膜置换术后可考虑行肝转移灶的外科减瘤手术[4]。

◇ 类癌危象

在围手术期，类癌危象是备受关注的[21]。类癌危象是指由于儿茶酚胺和组胺释放药物的使用，或情绪压力、高碳酸血症、低体温、低血压或高血压等触发儿茶酚胺释放的事件，而导致的面色潮红、低血压和支气管痉挛。奥曲肽在手术前和手术期间的使用可以稳定血流动力学，在类癌患者的手术过程中应准备随时使用。应向患者宣教在手术前可能需要使用奥曲肽，并鼓励在术前访问时主动与麻醉团队讨论镇静计划。对类癌心脏病患者的心脏手术尤其具有挑战性，因为需要在类癌危象的基础上管理由右心衰引起的低心排血量。经验丰富的心胸麻醉科医生可能是提供麻醉支持的最佳人选。许多机构已经制定了在围手术期管理类癌危象的奥曲肽方案。

◇ 手 术

手术时机取决于心力衰竭症状、右心功能以及类癌综合征的控制情况。类癌心脏病患者的心脏手术通常集中在三尖瓣置换。然而，类癌心脏病患者可能还需要进行肺动脉瓣置换、关闭未闭的卵圆孔（以避免血管活性物质传递到左侧心脏瓣膜）、其他瓣膜置换、冠状动脉旁路移植、心肌内类癌转移瘤切除以及右心室流出道补片扩大术等。手术的最佳时机尚不明确，需要患者与医疗护理团队成员之间协作讨论。当前的指南建议，在出现症状或心室功能障碍、术后预计生存期至少有 12 个月以及作为肝脏手术的前导条件时，应转诊进行心脏手术 [4]。机械瓣与生物瓣的选择应个体化考虑，包括未来肿瘤手术的需求、肝病相关的出血风险和结构性瓣膜退化 [23]。肿瘤科医生应评估患者类癌综合征在术前的控制情况，并为围手术期生长抑素类似物剂量提供建议。

通过心脏手术可以改善心力衰竭的功能分级并延长患者生存时间。对 2006—2010 年进行瓣膜置换的 22 名患者进行研究显示，术后 3 个月存活的患者，纽约心脏病学会功能分级显著改善 [24]。对 1985 年 11 月—2018 年 1 月进行类癌心脏病瓣膜置换的 240 名患者进行回顾研究，结果显示术后 1 年、3 年和 5 年的生存率分别为 69%、48% 和 34%。随着时间的推移和医疗技术的发展，瓣膜手术后患者的早期死亡率也逐渐降低，1985—1994 年为 29%，1995—2004 年为 7%，2005 年后为 5%[25]。

◎ 生物瓣膜退化

在治疗类癌心脏病的瓣膜置换术后，生物瓣膜退化已有报道。Castillo 等[26] 报道，一名 47 岁男性患者在接受原发性类癌肿瘤切除和肝叶切除术后 25 个月内需要重新进行三尖瓣和肺动脉瓣置换手术。他们推测，尽管患者接受了最佳的药物治疗，但血清素和 5-HIAA 高水平状态仍然导致了初次人工瓣膜早期退化。他们在患者的二次手术中使用了机械三尖瓣和肺动脉瓣。Bhattacharya 等[24] 报道，在 22 名接受心脏手术的患者中有 2 名患者发生了生物瓣膜退化。另一项研究涉及 39 名接受手术治疗的类癌心脏病患者，其中 2 名患者的瓣膜退化通过瓣中瓣经导管主动脉瓣置换术进行治疗[27]。

◎ 类癌心脏病的经皮介入

　　类癌心脏病的经皮介入治疗是一个新兴领域。已有报道使用 Melody 瓣和 Edwards Sapien XT 经皮替换原来的肺动脉瓣，用于治疗手术风险较高的类癌心脏病患者[28-30]。Conradi 等报道了两名既往接受过生物三尖瓣和肺动脉瓣置换的患者，通过瓣中瓣置换肺动脉瓣进行治疗[31]。使用 Edwards Sapien XT 瓣的经外周血管、经心尖三尖瓣和肺动脉瓣中瓣置换术已被报道用于治疗类癌心脏病中的生物三尖瓣和肺动脉瓣衰败[32]。由于三尖瓣瓣环较大、缺乏支持的纤维骨架、解剖结构高度可变以及瓣下结构复杂，所以经皮瓣膜置换用于治疗原发性三尖瓣病变（无类癌心脏病）具有较高的挑战性。目前，经导管三尖瓣置换装置用于治疗原发性三尖瓣反流正在研究中；然而，迄今未见经皮瓣膜置换在类癌心脏病影响的原位三尖瓣病变中的报道，但这是未来研究的一个重要领域。

参考文献

[1] Benjamin EJ, Muntner P, Alonso A, et al. Heart disease and stroke statistics-2019 update: A report from the American heart association. Circulation, 2019, 139(10): e56-e528.

[2] National Cancer Institute. https: //www.cancer.gov/about-cancer/understanding/statistics. Accessed 24 May 2020.

[3] Kunz PL. Carcinoid and neuroendocrine tumors: Building on success. J Clin Oncol, 2015, 33(16): 1855-1863.

[4] Davar J, Connolly HM, Caplin ME, et al. Diagnosing and managing carcinoid heart disease in patients with neuroendocrine tumors: An expert statement. J Am Coll Cardiol, 2017, 69(10): 1288-1304.

[5] Pellikka PA, Tajik AJ, Khandheria BK, et al. Carcinoid heart disease. Clinical and echocardiographic spectrum in 74 patients. Circulation, 1993, 87(4): 1188-1196.

[6] Moller JE, Pellikka PA, Bernheim AM, et al. Prognosis of carcinoid heart disease: Analysis of 200 cases over two decades. Circulation, 2005, 112(21): 3320-3327.

[7] Hassan SA, Banchs J, Iliescu C, et al. Carcinoid heart disease. Heart, 2017, 103(19): 1488-1495.

[8] Laskaratos FM, Rombouts K, Caplin M, et al. Neuroendocrine tumors and fibrosis: An unsolved mystery? Cancer, 2017, 123(24): 4770-4790.

[9] Luis SA, Pellikka PA. Carcinoid heart disease: Diagnosis and management. Best Pract Res Clin Endocrinol Metab, 2016, 30(1): 149-158.

[10] Bhattacharyya S, Toumpanakis C, Chilkunda D, et al. Risk factors for the development and progression of carcinoid heart disease. Am J Cardiol, 2011, 107(8): 1221-1226.

[11] Bhattacharyya S, Toumpanakis C, Caplin ME, et al. Usefulness of N-terminal pro-brain natriuretic peptide as a biomarker of the presence of carcinoid heart disease. Am J Cardiol, 2008, 102(7): 938-942.

[12] Dobson R, Burgess MI, Valle JW, et al. Serial surveillance of carcinoid heart disease: Factors associated with echocardiographic progression and mortality. Br J Cancer, 2014, 111(9): 1703-1709.

[13] Dobson R, Cuthbertson DJ, Jones J, et al. Determination of the optimal echocardiographic scoring system to quantify carcinoid heart disease. Neuroendocrinology, 2014, 99(2): 85-93.

[14] Bhattacharyya S, Toumpanakis C, Burke M, et al. Features of carcinoid heart disease identified by 2- and 3-dimensional echocardiography and cardiac MRI. Circ Cardiovasc Imaging, 2010, 3(1): 103-111.

[15] Zoghbi WA, Adams D, Bonow RO, et al. Recommendations for noninvasive evaluation of native valvular regurgitation: A report from the American society of echocardiography developed in collaboration with the society for cardiovascular magnetic resonance. J Am Soc Echocardiogr, 2017, 30(4): 303-371.

[16] Miyasaka R, Mehta A, Pettersson GB, et al. Carcinoid tricuspid valve disease: Applications of three dimensional transesophageal echocardiography. Circ Cardiovasc Imaging, 2019, 12(12): e009555.

[17] Dos L, Pujadas S, Estruch M, et al. Eplerenone in systemic right ventricle: Double blind randomized clinical trial. The evedes study. Int J Cardiol, 2013, 168(6): 5167-5173.

[18] Caplin ME, Pavel M, Ruszniewski P. Lanreotide in metastatic enteropancreatic

neuroendocrine tumors. N Engl J Med, 2014, 371(16): 1556-1557.

[19] Rinke A, Wittenberg M, Schade-Brittinger C, et al. Placebo-controlled, double-blind, prospective, randomized study on the effect of octreotide lar in the control of tumor growth in patients with metastatic neuroendocrine midgut tumors (PROMID): Results of long-term survival. Neuroendocrinology, 2017, 104(1): 26-32.

[20] Strosberg J, El-Haddad G, Wolin E, et al. Phase 3 trial of (177) Lu-dotatate for midgut neuroendocrine tumors. N Engl J Med, 2017, 376(2): 125-135.

[21] Kaltsas G, Caplin M, Davies P, et al. ENETS consensus guidelines for the standards of care in neuroendocrine tumors: Pre- and perioperative therapy in patients with neuroendocrine tumors. Neuroendocrinology, 2017, 105(3): 245-254.

[22] Castillo JG, Silvay G, Solis J. Current concepts in diagnosis and perioperative management of carcinoid heart disease. Semin Cardiothorac Vasc Anesth, 2013, 17(3): 212-223.

[23] Korach A, Grozinsky-Glasberg S, Atlan J, et al. Valve replacement in patients with carcinoid heart disease: Choosing the right valve at the right time. J Heart Valve Dis, 2016, 25(3): 349-355.

[24] Bhattacharyya S, Raja SG, Toumpanakis C, et al. Outcomes, risks and complications of cardiac surgery for carcinoid heart disease. Eur J Cardiothorac Surg, 2011, 40(1): 168-172.

[25] Nguyen A, Schaff HV, Abel MD, et al. Improving outcome of valve replacement for carcinoid heart disease. J Thorac Cardiovasc Surg, 2019, 158(1): 99-107 e2.

[26] Castillo JG, Filsoufi F, Rahmanian PB, et al. Early bioprosthetic valve deterioration after carcinoid plaque deposition. Ann Thorac Surg, 2009, 87(1): 321.

[27] Kuntze T, Owais T, Secknus MA, et al. Results of contemporary valve surgery in patients with carcinoid heart disease. J Heart Valve Dis, 2016, 25(3): 356-363.

[28] Heidecker B, Moore P, Bergsland EK, et al. Transcatheter pulmonic valve replacement in carcinoid heart disease. Eur Heart J Cardiovasc Imaging, 2015, 16(9): 1046.

[29] Kesarwani M, Ports TA, Rao RK, et al. First-in-human transcatheter pulmonic valve implantation through a tricuspid valve bioprosthesis to treat native pulmonary valve regurgitation caused by carcinoid syndrome. JACC

Cardiovasc Interv, 2015, 8(10): e161-e163.

[30] Loyalka P, Schechter M, Nascimbene A, et al. Transcatheter pulmonary valve replacement in a carcinoid heart. Tex Heart Inst J, 2016, 43(4): 341-344.

[31] Conradi L, Schaefer A, Mueller GC, et al. Carcinoid heart valve disease: Transcatheter pulmonary valve-in-valve implantation in failing biological xenografts. J Heart Valve Dis, 2015, 24(1): 110-114.

[32] Khan JN, Doshi SN, Rooney SJ, et al. Transcatheter pulmonary and tricuspid valve-in-valve replacement for bioprosthesis degeneration in carcinoid heart disease. Eur Heart J Cardiovasc Imaging, 2016, 17(1): 114.

第二部分

当前三尖瓣疾病的治疗

第9章
三尖瓣疾病的外科治疗

Aaron M. Williams, Alexander A. Brescia, Tessa M. F. Watt,

Curtis S. Bergquist, Steven F. Bolling

◎ 引 言

尽管三尖瓣曾被称为"被遗忘的瓣膜",但现在对三尖瓣病变的外科治疗的关注度正在增加[1]。中重度三尖瓣反流影响了美国约 160 万人[2]。在美国,尽管每年约有 20 万例新确诊的三尖瓣反流病例,但仅有约 8000 例病例接受了三尖瓣手术[3]。因此,三尖瓣也被称为"未被充分治疗的瓣膜"。

在发达国家,三尖瓣反流是最常见的三尖瓣病变,而三尖瓣狭窄(tricuspid stenosis, TS)仍然是罕见且复杂的一种病变。原发性三尖瓣反流可以是由瓣叶病变或先天性疾病引起的,而功能性或继发性三尖瓣反流则是三尖瓣关闭不全的主要病因。在功能性三尖瓣反流中,左心疾病可以导致右心室过负荷,而致右心室扩张、三尖瓣瓣环(tricuspid annulus, TA)扩张,最终导致功能性三尖瓣反流。一旦发生,患者可能会有显著的生活受限症状和生活质量下降[4]。研究表明,三尖瓣反流患者发病率增加,住院时间延长,再次住院率更高,长期生存率更差[5-7]。因此,医生必须了解三尖瓣病变的历史、解剖学、病理生理学和当前的外科治疗选择,以便更好地管理三尖瓣病变患者。

主要影响三尖瓣前叶和后叶。当这种情况发生时，前后瓣叶和后外侧交界出现继发性对合不全，功能性三尖瓣反流的严重程度也相应增加。

第三阶段：严重三尖瓣瓣环扩张和三尖瓣瓣叶拴系

随着右心室扩张的继续恶化，三尖瓣瓣环扩张变得非常严重，导致三尖瓣瓣叶拴系，严重影响瓣叶附着，导致严重的三尖瓣反流或使三尖瓣反流加重。

表 9.1　三尖瓣反流的原发性和继发性病因

原发性病因（25%）
风湿性心脏病
黏液样变
Ebstein 畸形或其他先天性疾病
心内膜纤维化
心内膜炎
创伤性
医源性（起搏器／除颤器电极、右心室活检）
继发性病因（75%）
左心疾病（左心室功能不全或瓣膜病）
任何原因引起的肺动脉高压
任何原因引起的右心功能不全（心肌病、右心室缺血／梗死等）

在临床上，中度到重度三尖瓣反流患者常表现出由心排血量减少引起的症状，包括虚弱和疲劳。当通过吸气增强静脉回流时，可能出现颈静脉扩张。一旦发生，右心衰竭可导致腹水、肝大、肝硬化和周围水肿等。在疾病的后期阶段，患者常出现发绀，甚至发生心源性肝硬化。轻度三尖瓣反流的患者通常无症状。

◇ 三尖瓣狭窄

三尖瓣狭窄通常是与风湿性心脏病相关的病理状态，也可能还有其他病因（表9.2）。在这种情况下，罕见单独的三尖瓣狭窄，更常见三尖瓣狭窄伴随不同程度的三尖瓣反流。与二尖瓣疾病类似，三尖瓣狭窄最常见于年轻女性。在早期阶段，三尖瓣狭窄涉及腱索缩短和瓣叶增厚；在后期阶段，则涉及游离边缘融合和三尖瓣钙化沉积。

开始出现三尖瓣狭窄后，右心房与右心室之间的舒张期压力梯度开始增加。随着右心房压力增加，可能发生静脉瘀血，右心房壁甚至会发生增厚和扩张。

在临床上，患者可能表现出由心排血量减少而引起的症状，包括乏力和疲劳，以及腹水、周围水肿和全身性水肿等。这些症状甚至可能掩盖或影响由二尖瓣狭窄导致的左侧血流减少的症状。

表 9.2　三尖瓣狭窄的病因

免疫性疾病
风湿性心脏病
抗磷脂综合征
系统性红斑狼疮
感染性心内膜炎
肿瘤
黏液瘤
类癌综合征
其他
先天性异常
Ebstein 畸形
医源性
心室 - 心房分流术
ICD 或 PPM 导线与瓣下结构融合
代谢、酶或药物相关

注：ICD，implantable cardioverter defibrillator，植入型心律转复除颤器；PPM，permanent pacemaker，永久性起搏器。

◎ 三尖瓣手术指征

目前，关于三尖瓣手术指征的指南和建议包括《美国心脏病学会（ACA）/ 美国心脏协会（AHA）2014 年实践指南》[American College of Cardiology（ACA）/American Heart Association（AHA）2014 Practice Guidelines][13] 和《欧洲心脏病学会（ESC）/ 欧洲心胸外科协会（EACTS）2017 年指南》[European Society of Cardiology（ESC）/European Association for Cardiothoracic Surgery（EACTS）2017 Guidelines][14]，具体见表 9.3 和表 9.4。

表 9.3　ACA/AHA 2014 年实践指南推荐意见

推荐意见	等级	证据水平
建议对接受左侧心脏瓣膜手术的严重三尖瓣反流（阶段 C 和 D）患者实施三尖瓣手术	I	C
对于左侧心脏瓣膜手术时伴有轻度、中度或重度功能性三尖瓣反流（阶段 B）的患者，如果存在 ① 三尖瓣瓣环扩张或 ② 之前有右心衰竭的证据，可以考虑实施三尖瓣修复手术	IIa	B
对于因严重原发性三尖瓣反流（阶段 D）引起症状且对药物治疗无反应的患者，三尖瓣手术可能有益	IIa	C
对于在进行左侧心脏瓣膜手术时伴有中度功能性三尖瓣反流（阶段 B）和肺动脉高压的患者，可以考虑实施三尖瓣修复手术	IIb	C
对于无症状或症状轻微的严重原发性三尖瓣反流患者（阶段 C），如果有中度或更严重的右心室扩张和（或）收缩功能障碍，可以考虑实施三尖瓣手术	IIb	C
对于有严重三尖瓣反流（阶段 D）持续症状的患者，如果他们曾接受过左侧心脏瓣膜手术且没有严重的肺动脉高压或显著的右心室收缩功能障碍，可以考虑实施单独的三尖瓣修复或置换的再次手术	IIb	C

表 9.4　ESC/EACTS 2017 年指南推荐意见

对三尖瓣狭窄的推荐意见	等级	证据水平
建议对有症状的重度三尖瓣狭窄患者进行手术	I	C
建议对接受左侧瓣膜手术的重度三尖瓣狭窄患者进行手术	I	C
对原发性三尖瓣反流的推荐意见	等级	证据水平
建议对接受左侧瓣膜手术的重度原发性三尖瓣反流患者进行手术	I	C
建议对无右心功能不全的重度孤立性原发性三尖瓣反流有症状的患者进行手术	I	C
对接受左侧瓣膜手术的中度原发性三尖瓣反流患者，建议考虑手术	Ⅱa	C
对无症状或症状轻微的重度孤立性原发性三尖瓣反流患者，若伴有进行性的右心室扩张或功能恶化，建议考虑手术	Ⅱa	C
对继发性三尖瓣反流的推荐意见	等级	证据水平
建议对接受左侧瓣膜手术的重度继发性三尖瓣反流患者进行手术	I	C
对于轻度或中度继发性三尖瓣反流伴扩张环（2D 超声心动图 ≥40mm 或 21mm/m² ）行左侧瓣膜手术的患者，应考虑三尖瓣手术	Ⅱa	C
对于有轻度或中度继发性三尖瓣反流的左侧瓣膜手术患者，即使没有瓣环扩张，也可以考虑手术治疗	Ⅱb	C
既往左心手术后，如果没有复发性左心瓣膜功能障碍，对于有症状或有进行性左室扩张 / 功能障碍的严重三尖瓣反流患者，如果没有严重的左心室功能障碍和严重的肺血管疾病 / 高血压，则应考虑手术	Ⅱa	C

◇ 原发性三尖瓣反流

　　ACA/AHA 2014 年实践指南推荐，在对严重原发性三尖瓣反流患者进行左侧瓣膜手术时，同时进行三尖瓣手术（Ⅰ类指征）[13]。然而，对于未对药物治疗产生反应的严重原发性三尖瓣反流患者（Ⅱa 类指征），以及有中度或更严重右心室扩张或收缩功能障碍的无症状或症状轻微的严重原发性三尖瓣反流患者（Ⅱb 类指征），也可以考虑进行三尖瓣手术[13]。ESC/EACTS 2017 年指南则有更积极的建议，用于没有严重右心室功能障碍的严重症状性原发性三尖瓣反流患者（Ⅰ 类推荐）[14]。这种情况在 ACA/AHA 2014 年实践指南中未被列为Ⅰ类指征，这可能反映了对存在不可逆右心室功能障碍的患者是否进行手术的犹豫。ESC/EACTS 2017 年指南还建议，对正在进行左侧心脏手术的中度原发性三尖瓣反流患者，考虑进行三尖瓣手术（Ⅱa 类指征）[14]。

◇ 继发性三尖瓣反流

同样地，ACA/AHA 2014 年实践指南建议对计划进行左侧瓣膜手术的重度功能性三尖瓣反流患者进行三尖瓣手术（Ⅰ 类指征）[13]。对有三尖瓣瓣环扩张证据或既往右心衰竭证据的轻度或以上的继发性三尖瓣反流患者，应考虑进行三尖瓣修复（Ⅱa 类指征）；对在进行左侧瓣膜手术时有中度三尖瓣反流和肺动脉高压的患者也应考虑进行三尖瓣修复（Ⅱb 类指征）；对于曾进行过左侧瓣膜手术但无肺动脉高压或右心室功能不全的重度三尖瓣反流患者，也可以考虑再次进行修复或置换手术（Ⅱb 类指征）。

ESC/EACTS 2017 年指南提供了许多类似的建议，并且在疾病早期阶段更积极地对患者进行干预[14]。对既往有右心衰竭的患者，即使没有三尖瓣瓣环扩张的证据，在进行左侧瓣膜手术时，轻度或中度三尖瓣反流也可以考虑进行三尖瓣手术（Ⅱb 类指征）[14]。

按照当前的指南，有潜在手术指征的患者往往年龄较大，合并症较多，通常既往已有心脏手术史，并且常伴有严重的右心室功能不全。事实上，在右心室功能不全的情况下，功能性三尖瓣反流患者常无症状。因此，尽早对这些患者进行手术治疗，在技术上更容易，手术风险也较低，然而目前的指南尚未能很好地考虑到这一点。未来在更新指南时，应特别考虑到这类患者。

◇ 三尖瓣狭窄

根据 ACA/AHA 2014 年实践指南，对有症状的孤立性重度三尖瓣狭窄患者，建议进行三尖瓣手术（Ⅰ类指征）[13]。此外，对所有正在进行左侧瓣膜手术的重度三尖瓣狭窄患者，无论是否有症状，都应进行三尖瓣手术（Ⅰ类指征）。对无伴随三尖瓣反流的有症状的孤立性重度三尖瓣狭窄患者，也可以考虑进行三尖瓣交界切开术（Ⅱb类指征）。ESC/EACTS 2017 年指南也有相同的建议[14]。两项指南均定义重度三尖瓣狭窄为瓣叶增厚、变形、钙化，右心房和下腔静脉扩张，瓣膜面积 < 1.0cm²，平均压力梯度大于 5 ～ 10mmHg。

◎ 手术暴露

三尖瓣手术可以与主动脉和（或）二尖瓣手术同时进行，采用常规或小切口胸骨正中切开术，或右侧小切口胸廓切开术进行。需要进行双腔静脉插管，并使用圈套线完全隔离右心房。负压辅助引流通常非常有帮助。左侧瓣膜手术可以在全身低温的情况下使用顺向和（或）逆向输注进行血液心脏停跳保护。通过左心房切口或经右心房通过房间隔切口可以暴露二尖瓣。在进行二尖瓣手术后，可以在复温和心脏重新灌注跳动期间进行三尖瓣手术。

孤立性三尖瓣手术也可以通过胸骨正中切口或右胸小切口进行。在心脏跳动的技术中，收紧双腔静脉阻断带，经右心房切开暴露三尖瓣。右胸小切口的方法，股静脉和颈内静脉插管被定位在右心房外，使用圈套线确保静脉引流。

◎ 三尖瓣修复

现有许多手术技术可用于修复各种三尖瓣病变。基本修复技术有基于刚性环的瓣环成形术，这是三尖瓣修复的手术金标准，还有基于缝线的瓣环成形、瓣叶修复、瓣叶扩大等手术修复技术（表 9.5）。如果修复不可能或无法取得令人满意的结果，应进行三尖瓣置换。

表 9.5　三尖瓣疾病的当前外科技术

类　别	技　术
基于环的瓣环成形术	刚性环
	半刚性环
	弹性环
基于缝线的瓣环成形术	De Vega
	Kay
	改良 De Vega
	其他
瓣叶修复	Clover（三叶草术）
	三尖瓣瓣膜修复
瓣叶扩大术	心包补片结合环形成形术
其他修复	双孔术
	后瓣环二叶成形术
瓣膜置换	生物瓣膜
	机械瓣膜

◇ 手术计划

　　根据三尖瓣反流发展的三个病理生理阶段，需要量身定制进行手术修复。对于 I 期和 II 期三尖瓣反流患者，单纯的三尖瓣瓣环成形术通常可以达到较好的效果。而 III 期三尖瓣反流患者则更需要量身定制的手术修复方案，因为患者可能会有三尖瓣瓣环扩张和瓣叶拴系，这可能需要瓣环成形与瓣叶重建相结合，以解决瓣叶拴系问题。另外还有许多辅助的选择，如二叶化、补片扩大、双孔瓣等。

◇ 基于环的瓣环成形技术

　　三尖瓣反流的外科修复手段主要有放置瓣环或带子，包括放置刚性环（Carpentier Edwards）、柔性环（Duran）或柔性带（Cosgrove 瓣环成形环），来减小三尖瓣瓣环，并实现瓣叶正常对合。为了避免损伤 Koch 三角顶点附近的房室结和 His 束，通常采用不完全环绕的瓣环成形环。在选择环或带之后，Ethibond 瓣环成形缝线环绕三尖瓣瓣膜周围，以 1cm 的宽度和 1mm 的间距，以水平褥式缝合。这些缝线最初沿着隔侧瓣环的外侧一半放置，然后沿着三尖瓣整个前部和后部瓣环放置。

近年来，大量研究数据表明，与其他类型的瓣环、带状成形环及缝线瓣环成形术相比，刚性瓣环成形环的耐久性最优。有研究比较了 790 例进行三尖瓣瓣环成形术的患者的数据，发现在术后 8 年的随访中，采用半刚性 Carpentier-Edwards 环的患者发生复发性反流的严重程度最低，优于柔性环和以缝线为基础的瓣环成形术 [15]。即使随访时间长达 21 年，与其他环组相比，刚性环组患者免于复发性反流的概率高，其长期生存率也高 [16]。虽然基于环的瓣环成形术目前还在进行随机对照试验，但大多数外科医生已认为这直接解决了与三尖瓣反流相关的三尖瓣瓣环扩张问题，是外科治疗的金标准。

大多数外科医生对功能性三尖瓣反流的刚性环基础的瓣环成形术达成一致意见，但在环的大小选择上仍存在争议。有些人建议用隔叶基底的长度或三角间距来确定环或带的大小；有些人则主张将三尖瓣瓣环成形环至少缩小两个环号；甚至还有人主张为了防止三尖瓣狭窄后续的发展而增大环的尺寸。

一些团队（包括我们团队在内）推荐的总体指导原则是，当瓣环直径大于 40mm 时，将瓣环成形环至少缩小两个环号 [17]。实际上，这是将三尖瓣瓣环恢复到原始大小，即 2.8cm ± 0.5cm。在同时进行二尖瓣修复和三尖瓣修复的情况下，这种方法可以简化手术过程。使用相同尺寸的环进行二尖瓣和三尖瓣修复是有效的，并且不会导致三尖瓣狭窄或对右心室功能产生负面影响 [18]。

◇ 基于缝线的瓣环成形术

虽然基于环的瓣环成形术近年来已成为标准的外科修复方法，但最经典的以 De Vega 缝线为基础的瓣环成形术（最初于 20 世纪 70 年代提出）仍然是全球常用的传统技术[19]。该技术涉及使用双连续缝线对后侧三尖瓣瓣环进行折叠，从而保留三尖瓣瓣环的隔侧部分[19]。这可以减小三尖瓣瓣环的有效瓣口面积，以增加瓣叶对合。另一种经典技术，Kay 瓣环成形术，使用带垫片的水平褥式缝合对后三尖瓣瓣环进行折叠[19]。这本质上是排除后叶形成一个"双叶"三尖瓣。这些技术的优点是快速且成本效益高。然而，这两种瓣环成形术已被批评不可靠：De Vega 瓣环成形术易于发生缝线迁移和脱落，而 Kay 瓣环成形术无法解决前侧三尖瓣瓣环扩张问题，导致它们易发生三尖瓣瓣环扩张和三尖瓣反流复发[19]。近年来，研究者们也对此进行了许多改进，包括使用 Teflon 毡片的改良 De Vega 技术，以减少缝线撕裂组织而导致三尖瓣反流复发的风险[19]。

起初，瓣口的目标尺寸是通过两个手指来测量的；现在已经用瓣环测量器取代。测量后，将荷包缝线系紧，收缩到适当的三尖瓣瓣环缩小程度。在进行以缝线为基础的瓣环成形术时，还需要特别注意。在放置缝线时，需要注意 Koch 三角和房室结。由于与二尖瓣瓣环相比，三尖瓣瓣环通常被认为发育不全，所以瓣环成形缝线应以水平褥式放置，平行并在瓣环内前进，以确保最佳的结果。

瓣叶修复技术

还有几种瓣叶修复技术可以解决三尖瓣反流伴瓣叶异常的问题。缘对缘修复（也称"三叶草技术"）最初由 De Bonis 等人描述，类似于 Alfieri 修复技术，用于治疗二尖瓣反流[20]。该技术也包括将三尖瓣瓣叶的中心游离边缘缝合在一起，其通常与基于环的瓣环成形术结合进行，也可以独立进行[20]。

瓣叶扩大技术也被报道用于解决与晚期三尖瓣反流相关的瓣叶拴系问题。Dreyfus 等报道，通过将对合区推进到右心室水平，可以使瓣叶对合面增加 3 倍[21, 22]。该技术包括将前瓣自前隔交界至前后交界区域进行游离，然后放置自体心包补片以扩大瓣叶。该技术的关键是扩大补片，以尽量减小任何可能限制瓣叶运动的张力。

◇ 腱索置换技术

患者若因腱索延长或断裂而导致三尖瓣瓣叶脱垂或连枷，可能需要进行腱索置换。可使用 Gore-Tex 聚四氟乙烯（polytetrafluoroethylene，PTFE）人工腱索缝线替代病变或受损的腱索。CV-4 Gore-Tex 新腱索的两条缝线可以穿过相关乳头肌的纤维部分，然后穿过距离游离边缘约 4～5mm 的脱垂瓣叶。在用生理盐水充盈右心室并阻塞肺动脉后，可以用功能评估来确定 Gore-Tex 新腱索的适当高度，并根据需要调整新腱索的高度。

◇ 瓣叶重建

患者若因心内膜炎等病变而导致瓣叶严重受损，可能需要考虑瓣叶重建。对于受损的瓣叶，可以进行修复（修复表面积最多可达 50%），只要保持对合线边缘完整即可。一般来说，在穿孔瓣叶周围腱索放置固定缝合线（5/0 Prolene），以便在轻柔牵引下适当地观察。如果认为瓣膜可修复，可以切除所有赘生物或不健康的组织，只留下健康的组织进行修复。可以使用 5/0 Prolene 缝线连续锁边缝合牛心包补片，这将有助于减小补片的荷包效应。心包补片亦应适度放大，以最大限度地降低因张力导致瓣叶运动受限的风险。在修复后，可以使用刚性环稳定三尖瓣瓣环。

◇ 外科其他修复策略

三尖瓣瓣环后侧扩张是继发性三尖瓣反流的主要问题之一。因此，可以通过在后瓣环沿着前后交界和后外侧交界处放置带垫片的褥式缝线，来实施后侧瓣环双叶化技术。数项研究报告称，这种技术在某些情况下是有效的[23]。

其他技术还有双孔瓣叶技术，其可以帮助减少反流量。这种技术涉及将两条带垫片的褥式缝线从前瓣环中部穿过隔瓣环[20]。这些缝线应该指向距离前隔交界 2/3 长度的隔瓣环区域，以减少 His 束损伤。

瓣膜修复术的术中评估

在外科修复后，术中评估三尖瓣的完好性对于确保三尖瓣的最佳修复是至关重要的。术中评估包括用生理盐水充盈右心室并评估瓣叶对合状况。当阻塞肺动脉时，右心室的容积可以产生足够的压力而使三尖瓣关闭。如果三尖瓣的完好性不足，可能需要进一步缩小瓣环或者考虑瓣膜置换。

◇ 三尖瓣修复术的急性并发症

外科医生在进行三尖瓣修复时还必须注意可能发生的急性并发症，如房室结和右冠状动脉损伤。为了使房室结损伤的风险降至最低，通常建议在主刀医生视角的 10 点到 6 点位置沿着三尖瓣瓣环放置缝线。为了使右冠状动脉损伤的风险降至最低，应将缝线均匀地放置在三尖瓣瓣环上。右冠状动脉损伤基本不会完全阻塞右冠状动脉，而通常是由右冠状动脉弯曲或扭曲导致的部分损伤。同样，均匀的缝线放置可以帮助减少这种损伤。

◇ 三尖瓣置换术

若患者的三尖瓣瓣叶无法修复，则三尖瓣置换被认为是金标准技术，并且该技术操作非常成功。该技术可以用于治疗严重的瓣膜疾病，并有助于减少因疾病进展而导致的复发性三尖瓣反流。

目前，用于三尖瓣置换的瓣膜包括机械瓣膜和生物瓣膜两大类。虽然许多指南更倾向于使用大尺寸的生物瓣膜而不是机械瓣膜，但目前关于两者的选择仍存在争议[14]。尽管两者在长期生存率上表现相似，但在低压右心环境下，机械瓣膜易发生血栓栓塞等并发症。而生物瓣膜尽管随着时间的推移也有退化的风险，但是目前已证明其具有良好的长期耐久性。因此，机械瓣膜与生物瓣膜之间的选择必须根据患者的年龄、合并症、患者的偏好和抗凝治疗的耐受性仔细权衡。

在进行三尖瓣置换时，将非翻转、间断带垫片的 2/0 Ethibond 缝线沿着三尖瓣瓣环以 1cm 的间距固定，每根缝线之间间距 1mm。这些缝线应向上垂直放置，以尽量降低心房或膈组织损伤的风险。在隔瓣环的上内侧部分,缝线通过隔叶组织折叠,以尽量降低穿透附近传导组织的风险。还应小心附近的重要解剖结构,包括主动脉瓣、冠状窦、右冠状动脉和传导组织等。测量瓣膜口径后,将缝合线穿过瓣膜环并绑紧。机械瓣膜应以逆解剖位置放置,使最大流量进入右心室流出道;而生物瓣膜应使支架与后隔和前隔交界对齐。

与修复术相比,三尖瓣置换术患者在术后10年时的总体生存率较低,尽管两者在瓣膜相关死亡率或再次手术方面没有差异[24]。这可能是由于刚性瓣膜假体导致心排血量减少和右心室功能降低,从而可能导致患者总体生存率下降,但不会对与瓣膜相关的其他并发症或再次手术的发生率产生影响[24]。

◇ 复发性三尖瓣反流

外科医生还需要注意修复术后三尖瓣反流复发的问题。三尖瓣反流复发或残留的风险因素包括术前三尖瓣反流严重、瓣叶牵拉、左心室和右心室功能不良,以及肺动脉压力较高等[25]。一些研究表明,在3～4级三尖瓣反流患者中,有14%在术后1周复发三尖瓣反流,而术后5年内复发率达23%[15]。

有趣的是,具有跨瓣或植入式心律转复除颤器(implantable cardioverter defibrillator,ICD)导线的患者,晚期三尖瓣反流复发的风险也较高。在三尖瓣环成形术后5年,在有跨瓣起搏器导线的患者,三尖瓣反流复发率为42%;而没有导线的患者,复发率为23%[15]。这些研究发现表明,在进行三尖瓣手术时,有跨瓣导线的患者可能更适合转换为用心外膜导线或横穿冠状窦导线,以减少三尖瓣反流复发[26]。

手术的目标是消除或减少三尖瓣反流复发,接受手术治疗的三尖瓣反流患者可能需要额外的选择来改善短期或长期效果,并需要术后密切监测。

◎ 微创三尖瓣手术

近10年,微创三尖瓣手术方法逐渐兴起[27]。有些研究强调了微创右

management of valvular heart disease. Rev Esp Cardiol, 2018, 71(2): 110.

[15] McCarthy PM, Bhudia SK, Rajeswaran J, et al. Tricuspid valve repair: Durability and risk factors for failure. J Thorac Cardiovasc Surg, 2004, 127(3): 674-685.

[16] Tang GH, David TE, Singh SK, et al. Tricuspid valve repair with an annuloplasty ring results in improved long-term outcomes. Circulation, 2006, 114(1 Suppl): I577-I581.

[17] Ghoreishi M, Brown JM, Stauffer CE, et al. Undersized tricuspid annuloplasty rings optimally treat functional tricuspid regurgitation. Ann Cardiothorac Surg, 2011, 92(1): 89-95. Discussion 6.

[18] Huffman LC, Nelson JS, Lehman AN, et al. Identical tricuspid ring sizing in simultaneous functional tricuspid and mitral valve repair: A simple and effective strategy. J Thorac Cardiovasc Surg, 2014, 147(2): 611-614.

[19] Belluschi I, Del Forno B, Lapenna E, et al. Surgical techniques for tricuspid valve disease. Front Cardiovasc Med, 2018, 5: 118.

[20] De Bonis M, Lapenna E, La Canna G, et al. A novel technique for correction of severe tricuspid valve regurgitation due to complex lesions. Eur J Cardiothorac Surg, 2004, 25(5): 760-765.

[21] Dreyfus GD, Chan KM. Functional tricuspid regurgitation: A more complex entity than it appears. Heart, 2009, 95(11): 868-869.

[22] Dreyfus GD, Raja SG, John Chan KM. Tricuspid leaflet augmentation to address severe tethering in functional tricuspid regurgitation. Eur J Cardiothorac Surg, 2008, 34(4): 908-910.

[23] Deloche A, Guerinon J, Fabiani JN, et al. Anatomical study of rheumatic tricuspid valve diseases: Application to the study of various valvuloplasties. Ann Chir Thorac Cardiovasc, 1973, 12(4): 343-349.

[24] Singh SK, Tang GH, Maganti MD, et al. Midterm outcomes of tricuspid valve repair versus replacement for organic tricuspid disease. Ann Cardiothorac Surg, 2006, 82(5): 1735-1741. Discussion 41.

[25] Fukuda S, Gillinov AM, McCarthy PM, et al. Determinants of recurrent or residual functional tricuspid regurgitation after tricuspid annuloplasty. Circulation, 2006, 114(1 Suppl): I582-I587.

[26] Rogers JH, Bolling SF. The tricuspid valve: Current perspective and evolving management of tricuspid regurgitation. Circulation, 2009, 119(20): 2718-2725.

[27] Chen JM, Liu S, Wang WS, et al. Surgical treatment for tricuspid regurgitation after left-sided valve surgery. Zhonghua Wai Ke Za Zhi, 2019, 57(12): 947-950.

[28] Wang Q, Xue X, Yang J, et al. Right mini-thoracotomy approach reduces hospital stay and transfusion of mitral or tricuspid valve reoperation with non-inferior efficacy: Evidence from propensity-matched study. J Thorac Dis, 2018, 10(8): 4789-4800.

[29] Lee TC, Desai B, Glower DD. Results of 141 consecutive minimally invasive tricuspid valve operations: An 11-year experience. Ann Cardiothorac Surg, 2009, 88(6): 1845-1850.

第 10 章

心脏植入式电子装置患者的三尖瓣反流评估和管理

Donya Mohebali, James D. Chang

◎ 引 言

美国每年植入大约 20 万个永久性心脏起搏器（permanent pacemaker, PPM）和 12 万个植入式心律转复除颤器（implantable cardioverter defibrillator, ICD）[1]。心脏植入电子装置（cardiac implantable electronic device, CIED）通过提供心率支持、房室和室间同步以及预防猝死，提高了数百万名患者的生活质量，延长了其寿命 [1, 2]。最近，随着无导线起搏系统和希氏束起搏的出现，几乎所有需要在右心室内提供起搏或除颤的导线都被认为会对三尖瓣结构和功能造成负面影响。

即使是中度的三尖瓣反流，且无论其病因是原发性的还是继发性的，都会导致患者死亡率增加，考虑了已知可能导致继发性或功能性三尖瓣反流的因素，如左心室功能不全、右心室扩张和功能不全以及肺动脉高压等 [3]。在装有心脏植入电子装置的患者中，中度或重度三尖瓣反流的发生率显著增加 [4, 5]，并且这已被证明与心力衰竭住院率和死亡率增加相关 [6-9]。

心脏植入电子装置植入后导致的三尖瓣功能障碍可以表现为继发于三尖瓣反流的右心衰竭（或较少见的三尖瓣狭窄）；或当右心室容量超负荷通过室间隔直接影响左心室充盈时，表现为左心衰竭。其他结构性后果包括机械干扰正常瓣叶对合、瓣叶缠绕、瓣下支持结构缠绕、心内膜炎、导线植入或操作期间造成的损伤，或在拔除感染或故障导线时造成的损伤。

对起搏器电极相关原发性三尖瓣反流的诊断与鉴别（区别于继发性/功能性三尖瓣反流）具有独特的挑战性，但在装有心脏植入电子装置和伴有右心衰竭的患者管理中，该病因的区分是至关重要的。常规影像学检查易存在误判，因此结合较高的临床警觉性与三维超声检查，有助于提示因机械性干扰导致三尖瓣瓣叶活动或对合受限而加重心力衰竭的可能性。若及时处理，此类三尖瓣功能障碍可能通过电极拔除、瓣膜修复或置换加以纠正，以避免严重的瓣环和心腔扩张以及严重的右心室功能障碍；一旦发生上述情况，即使三尖瓣在技术上可修复或置换，亦难以达到预期效果。因此，对于疑似电极相关三尖瓣反流的纠正性干预，应仅在同时满足以下 5 项条件时进行：①右心室（包括三尖瓣瓣环）未出现严重扩张或严重功能障碍；②有充分的超声心动图及血流动力学证据支持三尖瓣反流为原发性电极相关病因；③预计心搏作功需求不会超过右心室在强制全部前向射血时的泵血能力；④对任何可能导致三尖瓣反流的左心疾病已进行最优治疗；⑤在计划拔除经静脉电极前，已制定可行的三尖瓣修复或置换策略。

◎ 导线引起的三尖瓣反流的机制

要理解导线引起的三尖瓣反流的机制，首先需要了解三尖瓣的基本形态和结构。三尖瓣的形态和附属结构使其易发生功能不全，而任何已有的心腔扩张或左心室功能不全都会加剧这种情况。三尖瓣由一个非平面椭圆形的瓣环、三个瓣叶（前瓣叶、后瓣叶和隔瓣叶）、腱索和两个乳头肌（前乳头肌和后乳头肌）组成。瓣环的壁部位于右心室游离壁下，不受半刚性纤维性心脏骨架的支持，因此在长期压力或容积超负荷下会延长，导致瓣环扩张。这与支持右纤维三角的隔瓣环部分形成对比，而后者受心脏骨架的支持。有些三尖瓣的腱索直接附着在室间隔和游离壁上，中间没有乳头肌。在这种基本结构下，三尖瓣反流会造成恶性循环，因为长期的容积超负荷状态会导致心腔和瓣环扩张，瓣叶拴系和瓣叶对合丧失。既存的左心功能不全（包括收缩性或舒张性心肌功能不全、瓣膜功能不全和不同步）使患者易发生功能性或继发性三尖瓣反流。因此，与心脏植入电子装置植入相关的三尖瓣反流即使轻度增加，随着时间的推移，也会由于原发性导线相关和继发性因素的共同作用导致三尖瓣反流加重和右心衰竭。

心脏植入电子装置引起的三尖瓣反流的机制可分为植入相关、装置介导和起搏相关。在导线植入、移除或操作过程中，可能会对三尖瓣瓣叶和瓣下膜结构造成损伤，包括瓣叶穿孔、裂伤或撕脱（主要发生在导线提取过程中）（视频 10.1），以及乳头肌或腱索切断[10-14]。

心脏植入电子装置的三尖瓣反流是由导线对三尖瓣瓣叶活动性和对合产生机械干扰所引起的。这种情况可能是由于导线穿过三尖瓣，与瓣叶直接接触、阻碍瓣叶活动，或与腱索缠绕造成的。即使没有直接的机械干扰，导线与瓣叶或腱索结构的长期间歇性接触也可能导致异物炎症和纤维化反应，导致导线被包裹或束缚，进而导致瓣叶活动性丧失（视频 10.2 和 10.3）。

此外，循环系统中硬件的存在结合三尖瓣损伤，使装有心脏植入电子装置的患者易发生血栓和心内膜炎，这两者都可能导致三尖瓣功能障碍——三尖瓣反流或狭窄[15-20]。装置感染的增加已成为一个新兴问题。心脏植入电子装置感染几乎都需要移除导线。在这种情况下，三尖瓣功能障碍可能是由感染本身或导线移除过程中的瓣叶破坏引起的。据估计，导线拔除在全球每年多达 2.4 万次，而装置感染仍然是导线拔除的主要指征[21, 22]。随着时间的推移，瓣叶和（或）支持结构会附着并包裹心脏植入电子装置导线。因此，经静脉拔除导线可能会导致三尖瓣损伤，包括瓣叶撕脱[23-27]（见视频 10.1）。手术导线移除也可能导致三尖瓣损伤[28]。

起搏相关的三尖瓣功能障碍可能通过多种机制发生。左束支传导阻滞或右心室起搏引起的左心室电机械激活不同步，可能导致左心室收缩或舒张功能不全或二尖瓣反流。这会导致左心室充盈压和肺动脉压上升，进而导致功能性三尖瓣反流[29, 30]。有连续 89 例患者首次接受心脏起搏器植入、双腔心脏起搏器植入后，三尖瓣反流的发生增加；但双心室心脏起搏器植入后，三尖瓣反流没有增加，这进一步支持了这种机制的可能性 [31]。其他研究表明，导线本身的物理存在是导致三尖瓣功能障碍的主要原因，而不是起搏本身，因为起搏心搏的比例与三尖瓣反流的加重程度并无相关性 [8, 32, 33]。

◎ 与心脏植入电子装置导线相关的三尖瓣功能障碍的诊断

　　超声心动图评估，包括二维（2D）、三维（3D）和多普勒成像，是诊断心脏植入电子装置相关的三尖瓣功能障碍的主要手段。关于三尖瓣反流的诊断，有心脏植入电子装置导线的患者与无心内膜导线的患者是相似的。心脏植入电子装置的电极因具有较高的声阻抗与反射性，可导致超声成像伪影及信号衰减，从而通过多普勒彩色血流显像低估三尖瓣反流的严重程度 [34]。其他相关伪影包括散射和声影，这些现象在评估人工瓣膜反流时也会遇到。经食管超声心动图的使用可以在一定程度上减轻这些影响。当由瓣叶活动受限不对称引起三尖瓣反流时（通常见于电极相关三尖瓣反流），其反流射流可呈偏心或沿壁分布的轨迹，而非居中方向，导致多普勒彩色血流信号减弱，这种现象被称为 Coanda 效应，进而导致三尖瓣反流的严重程度被低估。类似情况也可见于由瓣叶牵拉不对称或脱垂引起的二尖瓣反流。

　　因此，对于怀疑由心脏植入电子装置导线引起严重三尖瓣反流的患者，需要临床高度警惕并结合仔细的体检评估，常规超声心动图评估可能会遗漏这一问题。在由心脏植入电子装置导线引起严重三尖瓣反流的患者中，只有 63% 的患者在术前常规经食管超声心动图的基础上得到了正确诊断，而所有病例均在术前或术中经食管超声心动图发现了严重三尖瓣反流 [34]。因此，在怀疑 CIED 相关三尖瓣反流的情况下，需利用频谱和彩色多普勒评估肝静脉血流模式，因为该方法不受导线引起的声学伪影的影响。全收缩期肝静脉逆流是严重三尖瓣反流的诊断性特征，而正常的收缩期顺向血流则可排除中重度三尖瓣反流。然而，在右心房显著扩张的情况下，肝静脉收缩期逆流的阴性预测价值可能会降低[35]。因此，对于所有植入 CIED 的患者而言，肝静脉的多普勒评估是至关重要的，能够发现许多用标准彩色多普勒成像无法检测出的严重三尖瓣反流病例。

◎ 导线相关的三尖瓣反流的治疗

对于心脏植入电子装置导线引起的严重三尖瓣反流，外科纠正干预方式包括缝合（DeVega）瓣环成形术，及保留或不保留导线的瓣膜置换等。对于保留导线的瓣膜修复，首先将导线从与瓣叶或腱索的粘连中手术分离；然后，通过在三尖瓣缝成二孔化的开口，将导线重新定位在靠近三尖瓣瓣环的位置，以防止瓣叶受阻；最后，在瓣环扩张的情况下，可以进行 DeVega 型缝合或瓣环成形术[36-39]。

一方面，可以使用开口 C 形环（带状环）而不是闭合 O 形环来进行环成形术，以适应环内的导线[40-43]。另一方面，可以植入闭合的 O 形环，为整个三尖瓣瓣环提供更好的支撑。然而，全环成形术需要将导线移出环外，从而将其固定住。三尖瓣修复或置换的病例，术后大多报告瓣膜植入物和装置功能正常。然而，这种方法可能会导致导线损坏，或对起搏或除颤产生不利影响。此外，未来如果发生装置感染，还会阻碍经静脉拔除导线。

◎ 经静脉拔除导线治疗导线相关的三尖瓣反流

随着时间的推移，瓣叶和附属结构会附着并包裹心脏植入电子装置导线（见视频 10.2 和 10.3）。因此，右心室导线拔除可能会导致三尖瓣损伤，包括瓣叶撕脱（见视频 10.1）。目前，导线拔除方法使用机械和激光辅助的鞘管拔除，在并发症发生率低（如三尖瓣反流恶化率为 0～5.6%）的情况下，可以从包裹或包围的瓣膜材料中取出导线，并且手术成功率较高（94%～100%）[44-46]。导致右心室导线移除后三尖瓣反流恶化的预测因素包括拔除的导线不止 1 根，导线拔除的原因是左心室感染，以及导线植入时间较长等[45, 47]。

然而，事先无法确定仅通过导线拔除而不进行瓣膜修复或置换是否可以改善导线相关的三尖瓣反流。因此，在拔除右心室导线前，必须制定瓣膜置换或修复策略。

◎ 未来方向（包括无导线起搏器和 His 束起搏）

放弃使用跨瓣导线，可以消除与导线相关的三尖瓣功能障碍。无需跨越三尖瓣进行心脏起搏的方法包括放置冠状窦起搏导线、外科植入心外膜起搏导线以及无导线起搏系统。

His 束起搏可以在心室内产生生理性激活序列，从而导致窄 QRS 波群，并最大限度地减少右心室起搏的有害影响[49]。此外，由于 His 束穿过三尖瓣瓣叶插入处的室间隔膜部，所以 His 束起搏可以在不影响三尖瓣闭合和功能的情况下进行。重要的是，实施有效且直接的希氏束起搏可能带来以下益处：① 产生比双心室起搏窄的 QRS 波群；② 改善左心室尺寸、功能状态、射血分数和生活质量；③ 降低心力衰竭住院率[50-56]；④ 避免因右心室起搏引起的左心室不同步，及由此导致的起搏系统从右心室起搏升级至双心室起搏的需要。尽管未直接评估三尖瓣功能，但与右心室起搏相比，His 束起搏在理论上应能保持三尖瓣功能[57]。

减少或消除传统起搏器并发症（如三尖瓣反流）的其他新方法包括无导线起搏器等。目前，无导线起搏器是植入右心室心尖的经静脉单腔装置（Nanostim, St. Jude Medical，明尼苏达州圣保罗；Micra 起搏系统，Medtronic，明尼苏达州明尼阿波利斯）[58, 59]。初步数据显示，它们的成功植入率为 99.2%，并且 6 个月随访的并发症发生率为 4%[58, 60]。

◎ 结 论

随着对右心室及三尖瓣功能障碍整体认识的不断加深，由心脏植入电子装置电极导致的继发性三尖瓣功能障碍的临床后果也越来越多受到重视。临床高度认为，结合 3D 超声心动图，可以提醒临床医生心力衰竭恶化可能是由三尖瓣瓣叶活动性或对合的机械干扰引起的，因此可以通过拔除导线或瓣膜修复或置换来解决。当临床表现、血流动力学和超声心动图评估提供强有力的证据，证明严重的三尖瓣反流是导线相关时，应及时纠正和干预，以防发生严重的瓣环和心腔扩张，以及严重的右心室功能障碍，因为一旦发展至此阶段，电极本身已不再是主要问题，现存的心脏结构异常可能也不再易于通过干预手段纠正。未来，没有心内膜导线的心脏植入电子装置或非跨瓣导线可能会减少与导线相关的心脏功能障碍的发生。

参考文献

[1] Greenspon AJ, Patel JD, Lau E, et al. Trends in permanent pacemaker implantation in the United States from 1993 to 2009: Increasing complexity of patients and procedures. J Am Coll Cardiol, 2012, 60: 1540-1545.

[2] Wood MA, Ellenbogen KA. Cardiac pacemakers from the patient's perspective. Circulation, 2002, 105: 2136-2138.

[3] Nath J, Foster E, Heidenreich PA. Impact of tricuspid regurgitation on long-term survival. J Am Coll Cardiol, 2004, 43: 405-409.

[4] Mutlak D, Aronson D, Lessick J, et al. Functional tricuspid regurgitation in patients with pulmonary hypertension: Is pulmonary artery pressure the only determinant of regurgitation severity? Chest, 2009, 135: 115-121.

[5] Paniagua D, Aldrich HR, Lieberman EH, et al. Increased prevalence of significant tricuspid regurgitation in patients with transvenous pacemakers leads. Am J Cardiol, 1998, 82: 1130-1132. A9.

[6] Delling FN, Hassan ZK, Piatkowski G, et al. Tricuspid regurgitation and mortality in patients with transvenous permanent pacemaker leads. Am J Cardiol, 2016, 117: 988-992.

[7] Höke U, Auger D, Thijssen J, et al. Significant lead-induced tricuspid regurgitation is associated with poor prognosis at long-term follow-up. Heart, 2014, 100: 960-968.

[8] Al-Bawardy R, Krishnaswamy A, Rajeswaran J, et al. Tricuspid regurgitation and implantable devices. Pacing Clin Electrophysiol, 2015, 38: 259-266.

[9] Dilaveris P, Pantazis A, Giannopoulos G, et al. Upgrade to biventricular pacing in patients with pacing-induced heart failure: Can resynchronization do the

trick? Europace, 2006, 8: 352-357.

[10] Schilling RJ. Pacing lead entanglement in the tricuspid valve apparatus during implantation. Europace, 1999, 1: 201.

[11] Rajs J. Postmortem findings and possible causes of unexpected death in patients treated with intraventricular pacing. Pacing Clin Electrophysiol, 1983, 6: 751-760.

[12] Andreas M, Gremmel F, Habertheuer A, et al. Case report: Pacemaker lead perforation of a papillary muscle inducing severe tricuspid regurgitation. J Cardiothorac Surg, 2015, 10: 39.

[13] Moreno R, Zamorano J, Ortega A, et al. Tricuspid valve chordae rupture following pace-maker electrode replacement. Int J Cardiol, 2003, 87: 291-292.

[14] Barclay JL, Cross SJ, Leslie SJ. Entanglement of passive fix ventricular lead in tricuspid valve. Pacing Clin Electrophysiol, 2008, 31: 138.

[15] Nisanci Y, Yilmaz E, Oncul A, et al. Predominant tricuspid stenosis secondary to bacterial endocarditis in a patient with permanent pacemaker and balloon dilatation of the stenosis. Pacing Clin Electrophysiol, 1999, 22: 393-396.

[16] Rainer PP, Schmidt Kleinert R, Pieske BM, et al. A swinging pacemaker lead promoting endocarditis and severe tricuspid regurgitation. J Am Coll Cardiol, 2012, 59: e45.

[17] Belikov S, Marijic J, Laks H, et al. Sepsis from insidious pacemaker infection and unsuspected tricuspid valve endocarditis: The importance of transesophageal echocardiography in guiding explantation strategy. J Cardiothorac Vasc Anesth, 2005, 19: 505-507.

[18] Unger P, Clevenbergh P, Crasset V, et al. Pacemaker-related endocarditis inducing tricuspid stenosis. Am Heart J, 1997, 133: 605-607.

[19] Enia F, Lo Mauro R, Meschisi F, et al. Right-sided infective endocarditis with acquired tricuspid valve stenosis associated with trans-venous pacemaker: A case report. Pacing Clin Electrophysiol, 1991, 14: 1093-1097.

[20] Zager J, Berberich SN, Eslava R, et al. Dynamic tricuspid valve insufficiency produced by a right ventricular thrombus from a pacemaker. Chest, 1978, 74: 455-456.

[21] Maytin M, Daily TP, Carillo RG. Virtual reality lead extraction as a method for training new physicians: A pilot study. Pacing Clin Electrophysiol, 2015, 38: 319-325.

[22] Di Monaco A, Pelargonio G, Narducci ML, et al. Safety of transvenous lead extraction according to centre volume: A systematic review and meta-analysis.

Europace, 2014, 16: 1496-1507.

[23] Gould L, Reddy CV, Yacob U, et al. Perforation of the tricuspid valve by a transvenous pacemaker. JAMA, 1974, 230: 86-87.

[24] Lee ME, Chaux A, Matloff JM. Avulsion of a tricuspid valve leaflet during traction on an infected, entrapped endocardial pacemaker electrode: The role of electrode design. J Thorac Cardiovasc Surg, 1977, 74: 433-435.

[25] Frandsen F, Oxhøj H, Nielsen B. Entrapment of a tined pacemaker electrode in the tricuspid valve: A case report. Pacing Clin Electrophysiol, 1990, 13: 1082-1083.

[26] Myers MR, Parsonnet V, Bernstein AD. Extraction of implanted transvenous pacing leads: A review of a persistent clinical problem. Am Heart J, 1991, 121: 881-888.

[27] Givon A, Vedernikova N, Luria D, et al. Tricuspid regurgitation following lead extraction: Risk factors and clinical course. Isr Med Assoc J, 2016, 18: 18-22.

[28] Mehrotra D, Kejriwal NK. Tricuspid valve repair for torrential tricuspid regurgitation after permanent pacemaker lead extraction. Tex Heart Inst J, 2011, 38: 305-307.

[29] Klutstein M, Balkin J, Butnaru A, et al. Tricuspid incompetence following permanent pacemaker implantation. Pacing Clin Electrophysiol, 2009, 32 Suppl 1: S135-S137.

[30] Webster G, Margossian R, Alexander ME, et al. Impact of transvenous ventricular pacing leads on tricuspid regurgitation in pediatric and congenital heart disease patients. J Interv Card Electrophysiol, 2008, 21: 65-68.

[31] Sadreddini M, Haroun MJ, Buikema L, et al. Tricuspid valve regurgitation following temporary or permanent endocardial lead insertion, and the impact of cardiac resynchronization therapy. Open Cardiovasc Med J, 2014, 8: 113-120.

[32] Lee RC, Friedman SE, Kono AT, et al. Tricuspid regurgitation following implantation of endocardial leads: Incidence and predictors. Pacing Clin Electrophysiol, 2015, 38: 1267-1274.

[33] Fanari Hammami S, Shuraih M. The effects of right ventricular apical pacing with transvenous pacemaker and implantable cardioverter defibrillator on mitral and tricuspid regurgitation. J Electrocardiol, 2015, 48: 791-797.

[34] Lin G, Nishimura RA, Connolly HM, et al. Severe symptomatic tricuspid valve regurgitation due to permanent pacemaker or implantable cardioverter-defibrillator leads. J Am Coll Cardiol, 2005, 45: 1672-1675.

[35] Fadel BM, Almulla K, Husain A, et al. Spectral Doppler of the hepatic veins in tricuspid valve disease. Echocardiography, 2015, 32: 856-859.

[36] Uehara K, Minakata K, Watanabe K, et al. Tricuspid valve repair for severe tricuspid regurgitation due to pacemaker leads. Asian Cardiovasc Thorac Ann, 2016, 24: 541-545.

[37] Yoshikai M, Miho T, Satoh H, et al. Tricuspid valve replacement preserving endocardial pacemaker lead. J Card Surg, 2016, 31: 311-314.

[38] Raman J, Sugeng L, Lai DT, et al. Complex tricuspid valve repair in patients with pacer defibrillator-related tricuspid regurgitation. Ann Thorac Surg, 2016, 101: 1599-1601.

[39] Pfannmueller B, Hirnle G, Seeburger J, et al. Tricuspidvalve repair in the presence of a permanent ventricular pacemaker lead. Eur J Cardiothorac Surg, 2011, 39: 657-661.

[40] Molina JE, Roberts CL, Benditt DG. Long-term follow-up of permanent transvenous pacing systems preserved during tricuspid valve replacement. Ann Thorac Surg, 2010, 89: 318-320.

[41] De Meester P, Budts W, Gewillig M. Trans-venous valve-in-valve replacement preserving the function of a transvalvular defibrillator lead. Catheter Cardiovasc Interv, 2014, 84: 1148-1152.

[42] Eleid MF, Asirvatham SJ, Cabalka AK, et al. Transcatheter tricuspid valve-in-valve in patients with transvalvular device leads. Catheter Cardiovasc Interv, 2016, 87: E160-E165.

[43] Paradis JM, Bernier M, Houde C, et al. Jailing of apacemaker lead during tricuspid valve-in-valve implantation with an Edwards SAPIEN XT transcatheter heart valve. Can J Cardiol, 2015, 31: 819.e9-11.

[44] Byrd CL, Wilkoff BL, Love CJ, et al. Intravascular extractionof problematic or infected permanent pacemaker leads: 1994 — 1996. U.S. Extraction Database, MED Institute. Pacing Clin Electrophysiol, 1999, 22: 1348-1357.

[45] Rodriguez Y, Mesa J, Arguelles E, et al Tricuspid insufficiency after laser lead extraction. Pacing Clin Electrophysiol, 2013, 36: 939-944.

[46] Coffey JO, Sager SJ, Gangireddy S, et al. The impactof transvenous lead extraction on tricuspid valve function. Pacing Clin Electrophysiol, 2014, 37: 19-24.

[47] Wilkoff BL, Byrd CL, Love CJ, et al. Pacemaker leadextraction with the laser sheath: Results of the pacing lead extraction with the excimer sheath(PLEXES) trial. J Am Coll Cardiol, 1999, 33: 1671-1676.

[48] Wilkoff BL, Love CJ, Byrd CL, et al. Trans-venouslead extraction: Heart Rhythm Society expert consensus on facilities, training, indications, and patient management: This document was endorsed by the American Heart Association (AHA). Heart Rhythm, 2009, 6: 1085-1104.

[49] Scherlag BJ, Kosowsky BD, Damato AN. A technique for ventricular pacing from the His bundle of the intact heart. J Appl Physiol, 1967, 22: 584-587.

[50] Deshmukh P, Casavant DA, Romanyshyn M, et al. Permanent, direct His-bundle pacing: A novel approach to cardiac pacing in patients with normal His-Purkinje activation. Circulation, 2000, 101: 869-877.

[51] Lustgarten DL, Calame S, Crespo EM, et al. Electrical resynchronization induced by direct His-bundle pacing. Heart Rhythm, 2010, 7: 15-21.

[52] Barba-Pichardo R, Moriña-Vázquez P, Fernández-Gómez JM, et al. Permanent His-bundle pacing: Seeking physiological ventricular pacing. Europace, 2010, 12: 527-533.

[53] Kronborg MB, Mortensen PT, Poulsen SH, et al. His or para-His pacing preserves left ventricular function in atrioventricular block: A double-blind, randomized, crossover study. Europace, 2014, 16: 1189-1196.

[54] Zanon F, Svetlich C, Occhetta E, et al. Safety and performance of a system specifically designed for selective site pacing. Pacing Clin Electrophysiol, 2011, 34: 339-347.

[55] Sharma PS, Dandamudi G, Naperkowski A, et al. Permanent His-bundle pacing is feasible, safe, and superior to right ventricular pacing in routine clinical practice. Heart Rhythm, 2015, 12: 305-312.

[56] Vijayaraman P, Dandamudi G, Worsnick S, et al. Acute His-bundle injury current during permanent His-bundle pacing predicts excellent pacing outcomcs. Pacing Clin Electrophysiol, 2015, 38: 540-546.

[57] Mulpuru SK, Cha YM, Asirvatham SJ. Synchronous ventricular pacing with direct capture of the atrioventricular conduction system: Functional anatomy, terminology, and challenges. Heart Rhythm, 2016, 13: 2237-2246.

[58] Reddy VY, Exner DV, Cantillon DJ, et al. LEADLESS II Study Investigators. Percutaneous implantation of an entirely intracardiac leadless pacemaker. N Engl J Med, 2015, 373: 1125-1135.

[59] Reynolds DW, Ritter P. A leadless intracardiac transcatheter pacing system. N Engl J Med, 2016, 374: 2604-2605.

[60] Kirkfeldt RE, Johansen JB, Nohr EA, et al. Complications after cardiac implantable electronic device implantations: An analysis of a complete, nationwide cohort in Denmark. Eur Heart J, 2014, 35: 1186-1194.

第 11 章

三尖瓣：心脏团队协作

Janet Fredal Wyman, Marcus Ryan Burns

◎ 心脏团队在三尖瓣疾病管理中的演变

多学科心脏团队（multidisciplinary heart team，MDHT）在复杂心脏瓣膜疾病（valvular heart disease，VHD）患者的管理中被认为是必不可少的，并已被纳入全球瓣膜疾病管理指南[1-3]。对于肿瘤和器官衰竭而需要移植的患者，多学科团队专业照护的概念已经确立。2006 年，Syntax 试验在心脏领域首次提出了"心脏团队"的概念，心脏外科医生和介入心脏病学家共同确定患者是否符合试验要求，并决定是否适合进行经皮冠状动脉介入治疗（percutaneous coronary intervention, PCI）和（或）冠状动脉旁路移植术（coronary artery bypass graft, CABG）[4]。随后 10 年内，"心脏团队"从冠状动脉疾病领域扩展到瓣膜疾病。多学科心脏团队也被纳入主要的瓣膜研究方案中，要求在决策过程中进行合作[5-11]。虽然"心脏团队"最初被定义包含介入心脏病学家和心脏外科医生[12]，但复杂瓣膜疾病治疗的高级决策过程发现，治疗讨论超越了手术本身。因此，心脏团队扩展至包括超声心动图学高级专家、影像学专家、麻醉医生、瓣膜临床护士以及对患者护理有独特贡献的其他人员等。这种更大的多学科心脏团队已被证明可以改善主动脉瓣手术的临床结果，并节约医疗费用[13-17]。

随着经导管治疗转向其他心脏瓣膜，多学科心脏团队的组成也在演变。在最新发布的二尖瓣介入治疗操作人员及机构资质推荐意见中，已将心力衰竭专科医师纳入团队成员，并明确要求超声心动图医师应按照美国超声心动图学会标准接受高级培训[18]。二尖瓣反流的临床管理核心是指南指导下的药物治疗（guideline directed medial therapy, GDMT），这通常由心力衰竭专家主导[19]。仅用于二尖瓣反流分析的标准化超声心动图评估就包括 14 个定性参数、12 个定量参数，以及血流动力学和节律参数[19]。对二尖瓣反流进行全面评估，并考虑各种修复或置换方案，需要掌握先进的超声心动图解读和介入影像知识。具有Ⅲ级培训的介入成像专家是多学科心脏团队的重要组成部分，可以在诊断期间和经导管手术中提供不可或缺的指导[18]。在做出关于手术与经导管治疗的决策时，需要评估伴随的瓣膜和结构性疾病[19]。二尖瓣手术治疗一般需要明确所有的介入适应证，以便进行一次"一次性"手术。然而，经导管治疗一般采用分期干预的方法，允许对并发疾病进行药物治疗，并在两次手术之间留出心室重塑或患者调理的时间。二尖瓣疾病的病程发展历时多年，患者和家属所报告的活动减少通常是为了避免症状，但未意识到这种活动能力下降与疾病的发展有关。高级瓣膜临床医生和护理协调员为二尖瓣疾病患者提供持续的导航和治疗调整服务[19]。

三尖瓣多学科心脏团队（MDHT for the tricuspid valve, TV-MDHT）从其"姊妹"房室二尖瓣团队中汲取了方向。三尖瓣反流的病因分为原发性和继发性。在新发现的成年患者中，有一部分表现为与先天性疾病、左心衰或肺动脉高压无关的孤立性三尖瓣反流。三尖瓣多学科心脏团队的成员与二尖瓣相同，但增加了疾病过程的其他相关专家。三尖瓣相关临床试验已将这些关键的团队成员纳入其研究方案中。

◎ 三尖瓣多学科心脏团队概述

◇ 三尖瓣多学科心脏团队的核心成员

三尖瓣多学科心脏团队的核心成员密切参与三尖瓣疾病患者的评估和管理。这些关键专家是每位三尖瓣疾病患者从初次就诊到治疗过程中的每个阶段不可或缺的。图 11.1 展示了三尖瓣多学科心脏团队的组成。

核心三尖瓣多学科心脏团队（TV-MDHT）

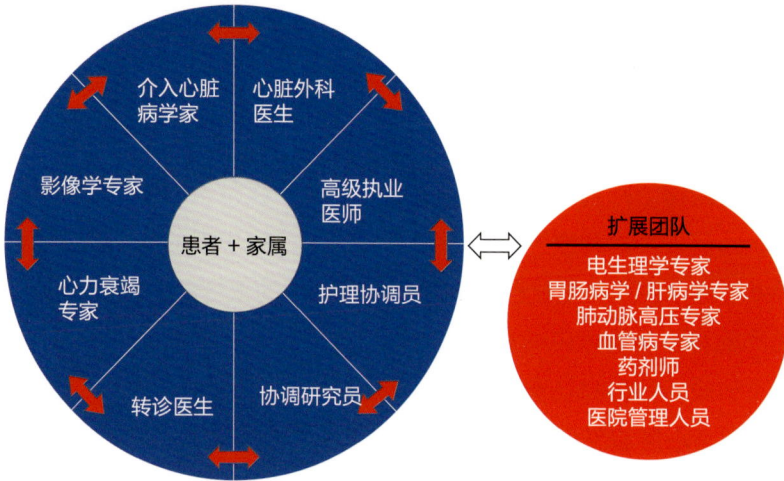

图 11.1　三尖瓣多学科心脏团队

介入心脏病学家

介入心脏病学已经发展到可以桥接以前独立的许多心脏专科。一般来说，在复杂心脏瓣膜疾病的亚专科中积累了经验和特殊兴趣的介入心脏病专家通常被称为"心脏瓣膜专家"。第一代结构介入心脏病专家（structural interventional cardiologist, SIC）最近帮助建立了专门的、正式的介入心脏病学研究员培训计划，这些专家渴望将结构性心脏病（SHD）治疗纳入他们的个人实践。结构介入心脏病专家是现代三尖瓣多学科心脏团队的倡导者。在高风险患者群体中，筛查、选择和优化仍然是规范化流程三尖瓣治疗中的关键一环。这些专家必须与多学科心脏团队的所有成员合作，提供协调、全面、高质量的救治。

三尖瓣反流的经皮治疗尚处于相对初期阶段，其具体诊断和治疗还需要特别的专业知识和经验。基本要求包括深刻了解复杂三尖瓣解剖结构，以及新型基于经导管的三尖瓣技术，包括环成形系统、对合装置、瓣叶装置、腔静脉瓣植入和三尖瓣置换等。患者选择依赖于许多因素，包括三尖瓣的解剖结构及其与周围结构的关系、三尖瓣反流的严重程度和病因、右心室的大小和功能等。结构介入心脏病专家必须在术前计划和干预期间，与多学科心脏团队的所有成员进行持续和有效的交流，以确保治疗的顺序实施，同时预防和提前应对可能出现的手术并发症。

心胸外科医生

对于药物治疗后仍有症状的患者，手术一直是指南指示的唯一治疗方法。当前，美国和欧洲管理复杂心脏瓣膜疾病患者的指南建议，三尖瓣手术适用于：① 在最佳药物治疗后仍有症状的重度器质性三尖瓣反流，但无严重右心功能障碍的患者；② 无症状但有重度器质性三尖瓣反流和右心重塑或功能障碍迹象的患者；③ 中度或重度器质性三尖瓣反流，或在左侧复杂心脏瓣膜疾病手术中同时存在功能性三尖瓣反流的患者[20, 21]。然而，学界逐渐认识到三尖瓣病理的复杂性，以及与三尖瓣手术相关的高发病率和死亡率，已经开发出各种创新的微创技术，并成为手术校正的有吸引力的替代方案。

心胸外科医生（cardiothoracic surgeon, CTS）在三尖瓣多学科心脏团队中的主要角色是提供关于手术风险的专业意见，并确定总体手术适应证和（或）可操作性。除开放手术外，外科医生还可以接受培训，提供经导管或微创的治疗选择。与结构介入心脏病专家类似，许多心胸外科医生对结构性心脏病的解剖学、病理生理学和血流动力学有很深刻的理解。由于心胸外科医生在提供结构性心脏病治疗的各个方面独具优势，所以他们也是三尖瓣多学科心脏团队的核心支柱。

介入影像专家

随着经皮经导管技术和装置的复杂性不断发展，结构性心脏介入影像作为新的亚专科也在发展[22, 23]。对于准确病理诊断、患者选择和特定干预的手术规划，高级结构性影像是至关重要的。

三尖瓣和右心室解剖结构和功能的复杂性，给结构性心脏介入影像专家带来了独特的挑战。二维（2D）超声心动图现已被三维（3D）成像补充，高级影像专家能够在手术规划和执行中结合计算机断层扫描和心血管磁共振成像。使用这些附加模式有助于理解三尖瓣反流严重程度的分级，以及评估右心重塑和功能，然而这些方法的作用是有限的，部分导致了对问题严重程度的认识不足 [24]。经皮处理三尖瓣反流的新装置和技术的发展，提高了对病理生理学的理解，但还有许多工作需要做，这是影像学专家的职责，也是多学科心脏团队讨论的核心内容。

此外，影像学专家精细地指导术前规划，并最终实施三尖瓣干预。在整个治疗过程的各个阶段，强大的沟通技巧是绝对必要的，特别是在介入手术期间，以确保患者最佳的结局和安全。

高级实践提供者：瓣膜临床医生

高级实践提供者（advanced practice provider, APP）在整个治疗过程中都处于独特的地位。他们组成一个小组，包括执业护士和医师助理，能够为复杂患者提供安全、经济、高效和高质量的治疗与护理 [20, 21, 25]。他们所接受的教育和培训为这项工作提供了能满足复杂瓣膜患者治疗需求的知识和技能，使他们能够独立或在合作医生的指导下进行治疗护理协调或直接治疗护理。

许多三尖瓣疾病患者经历了漫长且有时严酷的病程。经过有效整合，高级实践提供者可以提供一种连续的联系或桥梁，极大地改善患者的治疗护理可及性和连续性。高级实践提供者可以独立运作，也可以与合作医生一起在治疗护理协调或直接治疗护理中发挥作用。

瓣膜项目/护理协调员

随着结构性心脏病治疗的持续和迅速发展，瓣膜项目/护理协调员（valve program/nurse coordinator, VPC）的角色也在飞速发展。最初，瓣膜项目/护理协调员的工作集中在经导管主动脉瓣置换术患者，但现在他们也协助多学科心脏团队管理二尖瓣、三尖瓣甚至肺动脉瓣疾病患者。他们对多学科心脏团队的贡献是无穷的，主要是管理摄入量和保持护理计划的持续进行。持续和明确的沟通是确保多学科心脏团队所有成员了解患者个体护理路径的基本方法。瓣膜项目/护理协调员花费大量时间与患者和家属互动，他们的见解对于治疗策略的实施是至关重要的。特别是在三尖瓣疾病患者中，经皮治疗方法主要依托于基于研究方案的医疗管理。瓣膜项目/护理协调员必须与研究协调员和行业人员密切合作，以确保治疗及时且充分。

药剂师

对于由三尖瓣病变引发心力衰竭症状的患者，药物治疗涉及多种药物[12]，在三尖瓣多学科心脏团队中纳入药剂师有助于优化药物剂量调整，防止药物间的相互作用，或策略性地确定互补的治疗方案[27]。当同时存在瓣膜问题和其他需要额外治疗的疾病时，或者严重反流影响肝脏或其他器官功能时，药剂师的参与对于创建安全有效的药物治疗方案是至关重要的。多药治疗会增加药物相互作用的风险，并可能导致患者依从性差、顺应性差和不良事件的发生。大量证据支持药剂师参与心力衰竭的管理。有一项系统综述表明，在老年心力衰竭患者中，药剂师的参与能显著降低全因住院率及心力衰竭住院率，并改善患者的用药依从性[28]。

◎ 心脏团队协作

三尖瓣反流的复杂性促使多学科心脏团队进行深入讨论。三尖瓣反流是临床最常见的三尖瓣疾病。原发性三尖瓣反流由感染性心内膜炎、风湿性疾病、右心室活检相关损伤、起搏导线、脱垂、类癌和 Ebstein 畸形等多种原因引起。继发性三尖瓣反流是最常见的形式，它与其他疾病相关，包括左心室功能障碍、左侧瓣膜病、肺动脉高压、房颤、瓣环扩张和（或）右心室功能障碍等[29-31]。因为原发性或继发性疾病过程具有多样性，所以也需要进行更广泛的团队讨论。最新指南支持对三尖瓣疾病进行系统的多模态诊断和治疗[32]。全面的影像学检查是确定瓣膜病理的必要条件，有助于理解瓣膜形态和症状负担。瓣膜形态学为经导管与手术治疗策略的评估提供了基础，它还可以为团队的各个成员提供指导，帮助他们指导医疗和患者生活方式管理。手术修复或置换是重度三尖瓣反流的 I 类指征，适用于症状性或同时需要左心瓣膜手术的继发性疾病患者。对于无症状或轻度症状伴有右心室增大或功能恶化的患者，孤立的三尖瓣手术是 IIa 类指征[32-34]。

继发性三尖瓣反流与左心瓣膜功能障碍、右心室功能障碍、肺部疾病，以及包括肝脏、腹部和外周水肿在内的右心超负荷的并发症相关。相比于早期主动脉瓣多学科心脏团队设计中所涉及的团队，这需要更广泛的团队参与。对于严重肺动脉高压患者，经导管手术可能需要肺科医生在场以管理一氧化氮吸入治疗。对于慢性和复发性腹水患者，可以通过与肝病专家就肝脏受累情况进行沟通而获益。

三尖瓣疾病对患者功能状态及生活质量的影响是缓慢而隐匿的。患者及其家属往往直到被问及既往活动水平时，才意识到心脏功能已经出现下降。利尿剂治疗的持续评估与剂量调整，需要患者与医疗团队之间保持密切协作。高级实践提供者瓣膜专科医师作为心脏瓣膜多学科团队的核心成员，在对患者症状负担的持续管理方面发挥着关键作用。药剂师在控制多药联合用药及预防药物间相互作用方面的意见，也是药物治疗持续管理讨论中不可或缺的一部分。

◎ 社区意识

提高专业人员和公众对包括三尖瓣疾病等瓣膜疾病的认识将有助于改善患者护理。过去 10 年，非手术、导管治疗取得了巨大进展，经导管主动脉瓣治疗的发展也推动了其他心脏瓣膜导管治疗的发展。非手术修复或置换方案的可行性为患者疾病治愈带来了希望，并促进了与患者的沟通。目前，三尖瓣导管治疗正处于研究阶段，患者的纳入受到基于方案的机构地理位置、基于纳入 / 排除标准的患者 - 方案 "契合" 能力的限制，最后是设计适合各种瓣膜形态的装置的挑战。

为了推进三尖瓣治疗，第一步是提高专业人员对三尖瓣疾病的认识。从历史上看，三尖瓣反流的影响被低估了，诊断延迟，治疗推迟到出现明显的右心症状和右心室功能障碍。当前指南仅推荐针对有症状的重度原发性三尖瓣反流直接进行外科治疗 [12]，然而继发性三尖瓣反流同样是该疾病的常见类型，且两者均呈现漫长而隐匿的进展过程，诊断往往在疾病已相当严重时才得以明确。手术治疗的时机通常被推迟至出现严重症状后，而此时患者往往已合并多种并发症及右心室重塑，从而导致外科手术死亡率增加。这样的延迟最终限制了治疗选择，并影响了长期预后。

第二步是提高公众意识。关于冠心病和脑卒中的心脏风险因素的公共教育已经在进行中。对瓣膜疾病及其对心力衰竭发展的影响，也需要类似的教育计划。许多老年人将其心功能下降归因于衰老，而其真正的原因是瓣膜疾病导致心功能下降。建议医生和高级实践提供者定期为患者做检查，注意体格检查发现的瓣膜疾病迹象，并确定严重程度，为患者提供关于瓣膜功能和疾病进展的科普教育，使他们在发生心室功能障碍之前尽早转诊，从而降低严重三尖瓣反流对患者造成的衰弱性影响。

前进的必由之路在于研究。在美国，有中度至重度三尖瓣反流的患者至少有 160 万人，但每年进行的三尖瓣手术不到 8000 例[35]。在2004—2013 年的 10 年间，单纯三尖瓣反流的手术仅进行了 5005 例，而绝大多数是与其他瓣膜手术联合进行的[36]。到 2020 年，经皮治疗仍处于早期发展阶段，用于三尖瓣置换或修复的导管装置没有获得批准。三尖瓣置换或修复的许多导管技术正在探索中。多学科心脏团队的参与将在为三尖瓣疾病创造侵入性更少的解决方案方面发挥重要作用。高级影像学专家、心脏外科医生和结构性介入心脏病专家的知识将是理解装置和程序开发的基础，是解决复杂的三尖瓣解剖学和病理解剖学改变所必需的。我们的医生、高级临床护理人员、护士协调员和药剂师的专业技能会在多阶段评估过程中发挥关键作用，帮助患者顺利完成检查，并在寻求治愈方案的同时持续进行药物管理。整个多学科心脏团队需全身心投入团队会议，共同制定并实施符合患者个性化需求的治疗方案。

参考文献

[1] Walters DL, Webster M, Pasupati S, et al. Position statement for the operator and institutional requirements for a transcatheter aortic valve implantation (TAVI) program. Heart Lung Circ, 2015, 24(3): 219-223.

[2] Nishimura RA, O'Gara PT, Bavaria JE, et al. 2019 AATS/ ACC/ASE/SCAI/STS Expert consensus systems of care document: A proposal to optimize care for patients with valvular heart disease: A joint report of the American Association for Thoracic Surgery, American College of Cardiology, American Society of

Echocardiography, Society for Cardiovascular Angiography and Interventions, and Society of Thoracic Surgeons. J Am Coll Cardiol, 2019, 73(20): 2609-2635.

[3] Holmes DR Jr, Nishimura RA, Grover FL, et al. Annual outcomes with transcatheter valve therapy: From the STS/ACC TVT registry. Ann Thorac Surg, 2016, 101(2): 789-800.

[4] Ong AT, Serruys PW, Mohr FW, et al. The SYNergy between percutaneous coronary intervention with TAXus and cardiac surgery (SYNTAX) study: Design, rationale, and run-in phase. Am Heart J, 2006, 151(6): 1194-1204.

[5] Leon MB, Smith CR, Mack M, et al. Transcatheter aortic-valve implantation for aortic stenosis in patients who cannot undergo surgery. N Engl J Med, 2010, 363(17): 1597-1607.

[6] Leon MB, Smith CR, Mack MJ, et al. Transcatheter or surgical aortic-valve replacement in intermediate-risk patients. N Engl J Med, 2016, 374(17): 1609-1620.

[7] Mack MJ, Leon MB. Transcatheter aortic-valve replacement in low-risk patients. Reply N Engl J Med, 2019, 381(7): 684-685.

[8] Smith CR, Leon MB, Mack MJ, et al. Transcatheter versus surgical aortic-valve replacement in high-risk patients. N Engl J Med, 2011, 364(23): 2187-2198.

[9] Popma JJ, Adams DH, Reardon MJ, et al. Transcatheter aortic valve replacement using a self-expanding bioprosthesis in patients withsevere aortic stenosis at extreme risk for surgery. J Am Coll Cardiol, 2014, 63(19): 1972-1981.

[10] Popma JJ, Deeb GM, Yakubov SJ, et al. Transcatheter aortic-valve replacement with a self-expanding valve in low-risk patients. N Engl J Med, 2019, 380(18): 1706-1715.

[11] Reardon MJ, Van Mieghem NM, Popma JJ, et al. Surgical or transcatheter aortic-valve replacement in intermediate-risk patients. N Engl J Med, 2017, 376(14): 1321-1331.

[12] Nishimura RA, Otto CM, Bonow RO, et al. 2014 AHA/ACC guideline for the management of patients with valvular heart disease: A report of the American College of Cardiology/American Heart Association Task Force on Practice Guidelines. J Am Coll Cardiol, 2014, 63(22): e57-e185.

[13] Jones DR, Chew DP, Horsfall MJ, et al. Multidisciplinary transcatheter aortic valve replacement heart team programme improves mortality in aortic stenosis. Open Heart, 2019, 6(2): e000983.

[14] Burns MRS, Schneider LM, Sorajja P, et al. Clinical and economic outcomes

of the minimalist approach for trancatheter aortic valve replacement. Struct Heart J Struct Heart Team, 2019, 3(2): 138-143.

[15] Babaliaros V, Devireddy C, Lerakis S, et al. Comparison of transfemoral transcatheter aortic valve replacement performed in the catheterization laboratory (minimalist approach) versus hybrid operating room (standard approach): Outcomes and cost analysis. JACC Cardiovasc Interv, 2014, 7(8): 898-904.

[16] Motloch LJ, Rottlaender D, Reda S, et al. Local versus general anesthesia for transfemoral aortic valve implantation. Clin Res Cardiol, 2012, 101(1): 45-53.

[17] Toppen W, Johansen D, Sareh S, et al. Improved costs and outcomes with conscious sedation vs general anesthesia in TAVR patients: Time to wake up? PLoS One, 2017, 12(4): e0173777.

[18] Bonow RO, O'Gara PT, Adams DH, et al. 2019 AATS/ACC/SCAI/STS expert consensus systems of care document: Operator and institutional recommendations and requirements for transcatheter mitral valve intervention: A joint report of the American Association for Thoracic Surgery, the American College of Cardiology, the Society for Cardiovascular Angiography and Interventions, and the Society of Thoracic Surgeons. J Am Coll Cardiol, 2019, S0735-S1097(19): 38566-38573.

[19] O'Gara PT, Grayburn PA, Badhwar V, et al. 2017 ACC expert consensus decision pathway on the management of mitral regurgitation: A report ofthe American College of Cardiology task force on expert consensus decision pathways. J Am Coll Cardiol, 2017, 70(19): 2421-2449.

[20] Newhouse RP, Stanik-Hutt J, White KM, et al. Advancedpractice nurse outcomes 1990—2008: A systematic review. Nurs Econ, 2011, 29(5): 230-250, quiz 51.

[21] Norton L, Tsiperfal A, Cook K, et al. Effectiveness andsafety of an independently run nurse practitioner outpatient cardioversion program (2009 to2014). Am J Cardiol, 2016, 118(12): 1842-1846.

[22] Wang DD, Geske J, Choi AD, et al. Navigating a career in structural heart disease interventional imaging. JACC Cardiovasc Imaging, 2018, 11(12): 1928-1930.

[23] Cavalcante JL, Wang DD. Structural heart interventional imagers — the new face of cardiacimaging. Arq Bras Cardiol, 2018, 111(5): 645-647.

[24] Hashimoto G, Fukui M, Sorajja P, et al. Essential roles for CT and MRI in timing oftherapy in tricuspid regurgitation. Prog Cardiovasc Dis, 2019, 62(6):

459-462.

[25] Iglehart JK. Expanding the role of advanced nurse practitioners-risks and rewards. N Engl J Med, 2013, 368(20): 1935-1941.

[26] Grant AD, Thavendiranathan P, Rodriguez LL, et al. Development of a consensus algorithm to improve interobserver agreement and accuracy in the determination oftricuspid regurgitation severity. J Am Soc Echocardiogr, 2014, 27(3): 277-284.

[27] Roblek T, Deticek A, Leskovar B, et al. Clinical-pharmacist intervention reduces clinically relevant drug-drug interactions in patients with heart failure: Arandomized, double-blind, controlled trial. Int J Cardiol, 2016, 203: 647-652.

[28] Parajuli DR, Kourbelis C, Franzon J, et al. Effectiveness of the pharmacist-involved multidisciplinary management of heart failure to improve hospitalizations and mortality rates in 4630 patients: A systematic review and meta-analysis of randomized controlled trials. J Card Fail, 2019, 25(9): 744-756.

[29] Hahn RT. State-of-the-art review of echocardiographic imaging in the evaluation and treatmentof functional tricuspid regurgitation. Circ Cardiovasc Imaging, 2016, 9(12).

[30] Kinno MR, Puthumana J, Thomas J, et al. Echocardiography for the tricuspid valve. Cardiac Interv Today, 2018, 12(4): 62-67.

[31] Shah PM, Raney AA. Tricuspid valve disease. Curr Probl Cardiol, 2008, 33(2): 47-84.

[32] Antunes MJ, Rodriguez-Palomares J, Prendergast B, et al. Management of tricuspid valve regurgitation: Position statement of the European Society of Cardiology Working Groups of Cardiovascular Surgery and Valvular Heart Disease. Eur J Cardiothoracic Surg, 2017, 52(6): 1022-1030.

[33] Nishimura RA, Otto CM, Bonow RO, et al. 2017 AHA/ACC focused update of the 2014 AHA/ACC guideline for the management of patients with valvular heart disease: A report of the American College of Cardiology/ American Heart Association task force on clinical practice guidelines. J Am Coll Cardiol, 2017, 70(2): 252-289.

[34] Vahanian A, Alfieri O, Andreotti F, et al. Guidelines on the management of valvular heart disease (version 2012): The joint task force on the management of valvular heart disease of the European Society of Cardiology (ESC) and the European Association for Cardio-Thoracic Surgery (EACTS). Eur J

Cardiothoracic Surg, 2012, 42(4): S1-S44.

[35] Demir OM, Regazzoli D, Mangieri A, et al. Transcatheter tricuspid valve replacement: Principles and design. Front Cardiovasc Med, 2018, 5: 129.

[36] Zack CJ, Fender EA, Chandrashekar P, et al. National Trends and outcomes in isolated tricuspid valve surgery. J Am Coll Cardiol, 2017, 70(24): 2953-2960.

第三部分

三尖瓣疾病的未来管理

第 12 章

三尖瓣疾病：基于环缩术的治疗方法

Laura J. Davidson, Charles J. Davidson

三尖瓣疾病是一种极其常见但常被忽视和治疗不足的疾病，在美国影响着 160 万人 [1]。单纯重度三尖瓣反流患者的一年生存率约为 64%[2]。而在既往有左心瓣膜手术病史并伴有重度三尖瓣反流的患者中，生存率更低 [3]。此外，很少见对单纯重度三尖瓣反流患者进行手术的情况，大多数三尖瓣手术在已经计划的其他手术的同期进行 [4]。根据美国心脏病学会 / 美国心脏协会（American College of Cardiology/American Heart Association, ACC/AHA）指南，对于既往左心手术后出现重度症状性三尖瓣反流且无右心室功能障碍迹象的患者，或对于无症状的重度三尖瓣反流且伴有右心室功能逐渐恶化的患者，推荐可以进行三尖瓣修复或置换（Ⅱb 类推荐）；对于药物治疗无反应的孤立性重度症状性原发性三尖瓣反流患者，推荐可以进行三尖瓣修复或置换（Ⅱa 类推荐）[5]。

重度症状性三尖瓣反流通常出现于疾病的晚期或伴有多种合并症，导致手术结果相对较差。事实上，孤立性三尖瓣手术患者的 30 天病死率仍然较高，接近 20%[6]。此外，使用环缩术修复三尖瓣反流的效果并不理想 [7]。在修复后 3 个月，34% 的患者仍然有中度或重度三尖瓣反流；在 5 年后，45% 的患者仍有中度或重度三尖瓣反流 [8]。目前，ACC/AHA 指南推荐对三尖瓣反流进行药物治疗，包括使用利尿剂，但很少有证据证明药物治疗三尖瓣反流能改善长期预后。因此，在经导管三尖瓣治疗方法出现之前，重度三尖瓣反流患者的治疗选择非常有限。

要进行经导管三尖瓣手术，必须掌握多模态影像学知识。对于三尖瓣，传统的影像学检查方法是经食管超声心动图（transesophageal echocardiography, TEE）。对三尖瓣反流严重程度分级是具有挑战性的，因为三尖瓣解剖结构复杂，包括瓣叶数量不定、瓣环扩张程度不同、瓣叶拴系变化，以及瓣叶动态对合要基于血流动力学和容量状态等[9]。此外，解剖结构的变化使得预定义的视图并不总是显示相同的结构，并且在使用 2D 超声时，可能不会同时显示所有的瓣叶[10]。解剖学上，经导管三尖瓣治疗面临一些特定挑战。首先，重度三尖瓣反流通常是功能性的，瓣环扩大严重且伴有右心室功能障碍，也常见三尖瓣拴系，可能需要较大的瓣环锚定装置[6]。其次，许多重度三尖瓣反流是由起搏器导线干扰所致的，起搏器导线会影响瓣叶解剖，这种瓣膜修复很具有挑战性，因此，在常见的经导管瓣膜修复临床试验中，通常将由起搏器导线因素导致的重度三尖瓣反流患者排除在外。此外，右冠状动脉（right coronary artery, RCA）紧邻三尖瓣瓣环，采用瓣环环缩术环缩瓣环时，有可能会牵拉或扭曲右冠状动脉，从而影响右冠状动脉的通畅性[11]。此外，对于许多患者而言，由于被归为再手术高风险人群，因此推荐采用经导管三尖瓣治疗。这类患者往往曾接受过左心瓣膜置换或修复手术，而这些术式可能在介入过程中显著影响经食管超声心动图图像质量。

已评估的经导管三尖瓣装置通常仅用于高风险或不可手术且对药物治疗无反应的重度三尖瓣反流患者。大多数患者有纽约心脏病协会（New York Heart Association, NYHA）Ⅲ级或以上的症状，绝大多数患者有大量或瀑布样功能性三尖瓣反流，并且既往有心脏手术史[12]。经导管环缩手术装置包括使用缝线缝合环缩术或成形环环缩装置[12]。

◎ 直接环缩术装置

Cardioband 三尖瓣修复系统（Edwards Lifesciences, Irvine, CA）正在美国进行临床研究，并在欧盟获得 CE 认证，用于治疗功能性三尖瓣反流（图 12.1 至图 12.4）。Cardioband 手术通过股静脉途径进行，使用 24F 鞘。解剖适宜性由经胸超声心动图（transthoracic echocardiography, TTE）、经

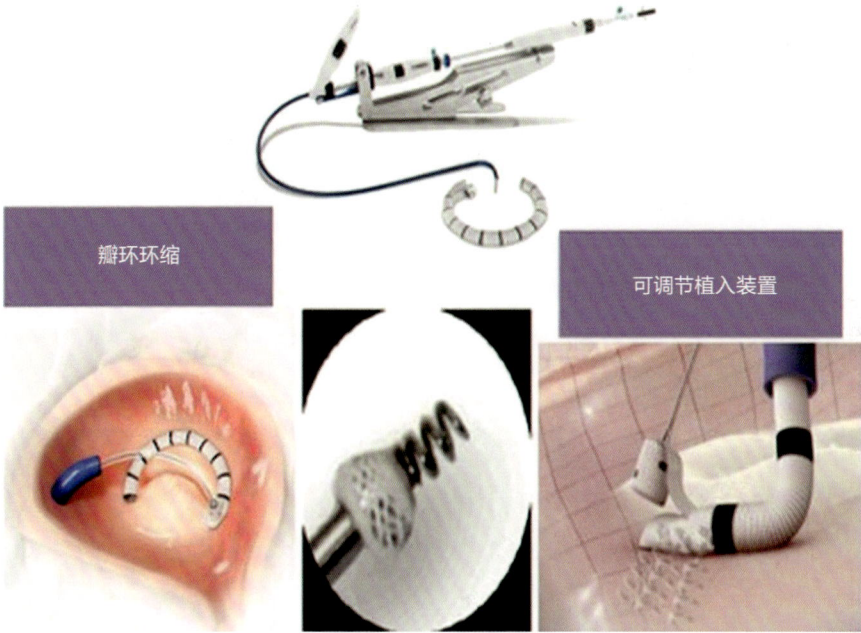

图 12.1　Cardiband 三尖瓣修复系统（Edwards lifessciences, Irvine, CA）。在三尖瓣瓣
　　　　环上放置锚定装置，并将涤纶带连接到锚定点上。然后收缩涤纶带以缩小
　　　　瓣环和降低三尖瓣反流等级

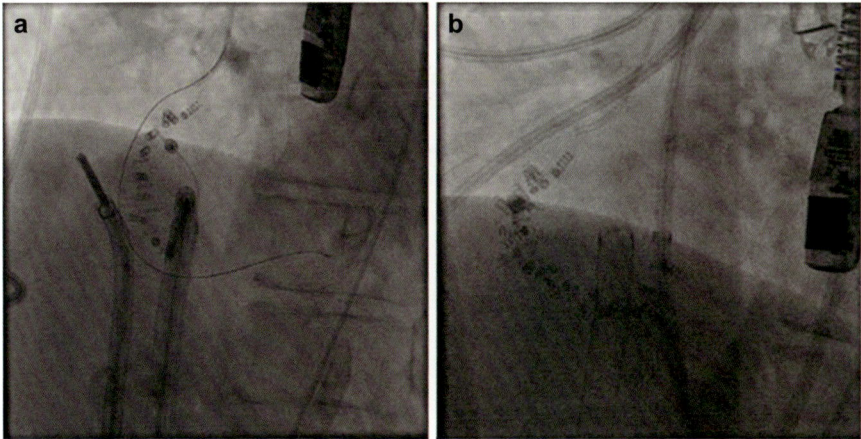

图 12.2　（a）Cardioband 锚钉沿三尖瓣瓣环放置时的 X 线透视图。冠状动脉导丝放置
　　　　在右冠状动脉，以确保在锚定植入和涤纶带收缩期间保持通畅。（b）涤纶
　　　　带收缩后 Cardiband 锚钉的 X 线透视图

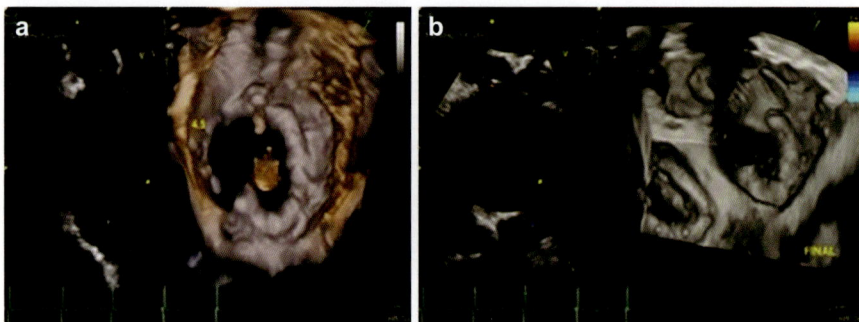

图 12.3 （a, b）Cardiband 三尖瓣修复系统三维经食管超声图像显示，三尖瓣瓣环缩小了，三尖瓣瓣叶对合状况改善了

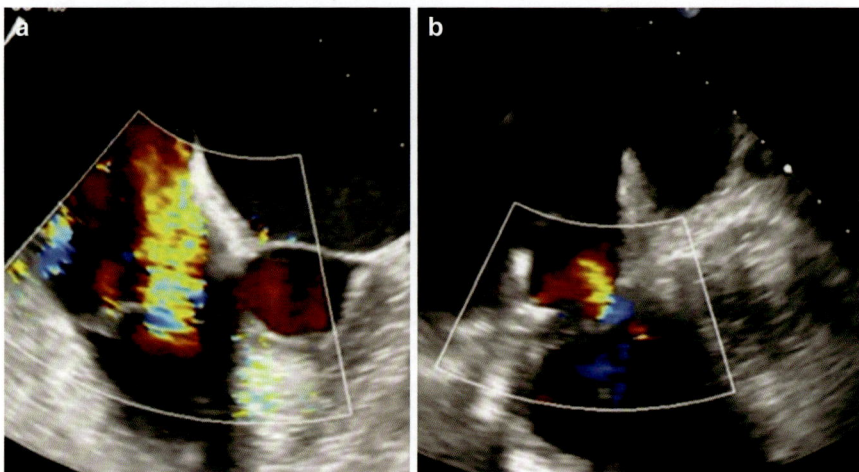

图 12.4　Cardiband 二维经食管超声术前基线和术后结果。在术前基线（a），患者有严重的三尖瓣反流；在 Cardiband 环缩修复后（b），三尖瓣反流减至轻度（来自 Davidson C, 2019. https://www.tctmd.com/）

食管超声心动图和心脏 CT 确定。CTA 用于确定合适的半环长度和描述右冠状动脉与环的邻近关系。在瓣叶连接环的心房侧（所谓的"铰链点"），可植入多达 17 个锚定点。鞘管输送和导管植入在经食管超声心动图和透视导航下进行，使用右前斜位（right anterior oblique, RAO）和左前斜位（left anterior oblique, LAO）右冠状动脉路线图。三维（3D）心腔内超声（intracardiac echo, ICE）已成为帮助确定最佳植入位置的重要辅助工具。将导引导管和冠状动脉导丝放置在右冠状动脉内，以便可以定期注射造影

剂，以帮助锚定，并确保在锚定期间没有影响冠状动脉。植入从前隔联合开始，继续到后环。在确定部署锚定点后，用带有与锚定点连接的涤纶带装置来收缩瓣环，从而减小三尖瓣瓣环的隔侧径，改善瓣叶对合状况。

美国一项对 15 名患者的早期可行性研究术后 30 天结果显示，瓣环大小和有效瓣扩面积（EROA）在出院时和 30 天随访时显著减小，NYHA 和堪萨斯心脏病问卷（Kansas City Cardiomyopathy Questionnaire, KCCQ）评分显著改善[13]。另外，在 TRI-REPAIR 研究（Tricuspid Regurgitation RePAIr with CaRdioband Transcatheter System）中，对 30 例患者的 6 个月随访结果显示，技术成功率达到 100%，且有效反流口面积、瓣口缩流颈宽度及瓣环直径均显著缩小。同时，患者的 NYHA 心功能分级、6 分钟步行距离及 KCCQ 评分也均获得了显著改善[14]。

Millipede IRIS（Boston Scientific, Maple Grove, MN）是另一种正在研究中的经导管三尖瓣瓣环缩术系统。IRIS 半刚性完整环缩术环带有预先附着在镍钛合金环基部的锚定点。锚定点可以根据需要重新定位。它通过减小瓣环尺寸和改善瓣叶对合，模仿外科成形环装置。该装置能够根据瓣环最扩张的区域来定制瓣环尺寸缩减位置。这个部署有三个步骤，包括放置、锚定和激活（图 12.5）。

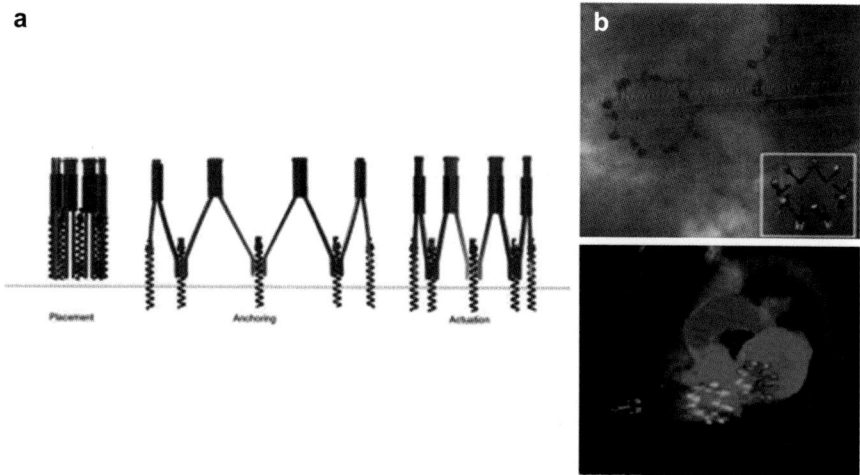

图 12.5 （a）Millipede（波士顿科学公司）。Millipede 的部署有三个步骤，包括放置、锚定和激活。（b）三尖瓣和二尖瓣位置的 Millipede 装置（经 Asmarats 等[12] 许可转载）

容性的聚合物锚）和 MyoLast 聚合物（热塑性弹性体）的元件，旨在在后隔与前后交界之间放置多个锚，然后在两个交界之间增加张力，缩减后叶，最终使三尖瓣三叶变成二叶。目前，该装置的经皮介入研究临床试验正在招募患者。初步数据显示，5 名接受经皮介入治疗的患者没有发生与装置相关的不良事件，三尖瓣面积平均减小 43%，4 名患者的三尖瓣反流程度降低 1～2 个等级。两名患者在植入时有起搏器导线，这表明 MIA 装置可以在有起搏器导线的情况下成功地植入 [22]。

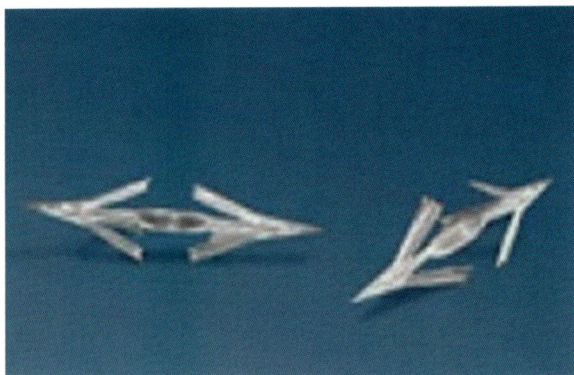

图 12.8　微创瓣环环缩术，微介入装置（摘自 Williams，2018，https://www.tctmd.com/）

带垫片辅助缝合三尖瓣成形术（pledget-assisted suture tricuspid annuloplasty, PASTA）（图 12.9）是另一种正在研究中的技术。此装置需要在前后交界与后隔交界瓣环处放置带垫片，并用缝合线将垫片拉在一

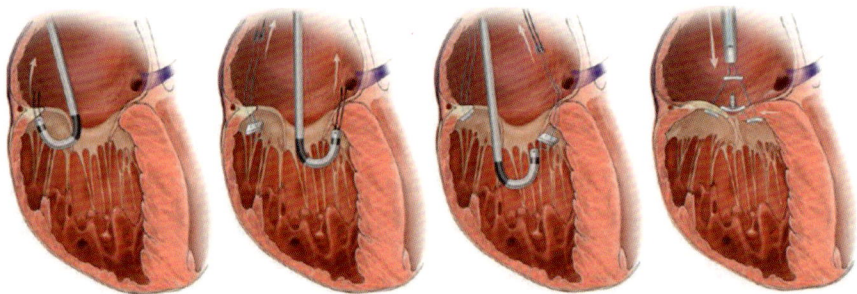

图 12.9　带垫片辅助缝合三尖瓣成形术（出自 Khan J 等，2017，https://www.tctmd.com/）

起形成双叶瓣口。该技术旨在模仿 Hetzer 的双叶瓣口缝合技术。其已在 22 只猪动物实验中通过经心尖或经颈静脉途径成功实施，技术上均获得成功，并且瓣环尺寸和三尖瓣反流量都减小了，但出现了经心尖途径相关的并发症和垫片撕脱[23]。已报道首例人体试验在一名患者中成功实施，该患者在出院前发生垫片撕脱，至 6 个月仍存活[24]。

经导管三尖瓣瓣环环缩术有多种快速发展的创新技术，显示出很大的临床潜力。虽然当前大多数试验集中于外科手术高风险的患者，但未来的研究还需要评估这些技术在中低风险患者群体中的效果。迄今为止，瓣环环缩术均显示出高安全性，并在生活质量方面有显著益处，这与三尖瓣反流的定量减少密切相关。

单种技术很可能不适用于所有解剖结构。因此，需要多种替代的三尖瓣治疗方法，包括三尖瓣缘对缘修复和经导管三尖瓣置换。目前，没有临床试验直接比较经导管三尖瓣瓣环缩、瓣叶缘对缘修复或瓣膜置换。功能性三尖瓣反流的缘对缘修复装置需要瓣叶解剖结构合适，没有严重的瓣叶拴系、对合裂隙适中且无较大的腱索结构干扰瓣叶的抓取与释放。瓣叶修复装置特别适用于有脱垂的退行性三尖瓣反流病变。

三尖瓣反流晚期病程患者会出现严重的瓣环扩张、无对合瓣叶或起搏器导线粘连干扰瓣叶功能等，这些患者难以在解剖上进行经导管修复，更适合进行瓣膜置换。与手术类似，这些经导管修复技术的耐久性需要长期评估，这将影响每位患者对装置的选择。随着这些技术的发展，必须考虑每位患者解剖结构的复杂性和独特性，并通过精细的成像技术，如 TEE、ICE、冠状动脉造影和 CT 等，为每位患者选择合适的个体化的治疗方法。

参考文献

[1] Stuge O, Liddicoat J. Emerging opportunities for cardiac surgeons within structural heart disease. J Thorac Cardiovasc Surg, 2006, 132(6): 1258-1261.

[2] Nath J, Foster E, Heidenreich PA. Impact of tricuspid regurgitation on long-

第 13 章

基于缘对缘修复的经导管三尖瓣介入治疗策略

Aditya Sengupta, Sondos Samargandy, Aijaz Shah, Zakariya Albinmousa,

Khalifa Ashmeik, Sophia L. Alexis, Gilbert H. L. Tang

◎ 引 言

三尖瓣疾病，尤其是三尖瓣反流，在美国至少有 150 万例患者，每年新增约 20 万例 [1]。三尖瓣疾病最常继发于左侧心脏病、房颤（atrial fibrillation, AF）和肺动脉高压等疾病，此时右心室重构导致瓣环扩张和瓣叶拴系 [2, 3]。当三尖瓣反流发展至中度或重度时，即使患者无症状，它也是增加死亡率的独立预测因子 [4, 5]。此外，未治疗的三尖瓣反流患者预后极差，特别是在发展到右心衰竭不可逆和终末器官功能障碍时 [6]。目前，三尖瓣手术（tricuspid valve surgery, TVS）是对最大化药物治疗无效的有症状患者的标准化治疗方案，但其手术死亡率和并发症发生率较高 [7, 8]。此外，孤立三尖瓣手术的患者死亡率在所有的现代瓣膜手术中最高，达 8.8% ～ 9.7% [8, 9]。因此，尽管指南指导在特定情况下同时进行预防性三尖瓣修复（tricuspid valve repair, TVr）与左侧心脏手术，但三尖瓣反流仍明显未得到充分治疗 [10, 11]。

为了满足这一临床需求，过去 10 年中有多种经导管三尖瓣介入治疗（transcatheter tricuspid valve interventions, TTVI）被开发使用。目前被推荐接受经导管三尖瓣介入治疗的患者通常表现为难治性心力衰竭。在多中心、国际 TriValve 登记研究中，绝大多数患者为 NYHA Ⅲ～Ⅳ级，平均 EuroSCORE Ⅱ手术死亡率风险为 7.6% ± 5.7%[12]。

经导管三尖瓣介入治疗技术大致可分为缘对缘修复、瓣环环缩术、腔静脉瓣植入（caval valve implantation, CAVI）和经导管三尖瓣置换（transcatheter tricuspid valve replacement, TTVR）[11]。这些技术几乎都是研究性的，临床证据非常有限，但早期的可行性和安全性试验显示出较好的前景。在这里，我们根据其不断发展的临床适应证，回顾了各种基于缘对缘的三尖瓣修复策略。

◎ 术前影像和评估

经胸超声心动图（transthoracic echocardiographic, TTE）和经食管超声心动图（transesophageal echocardiographic, TEE）评估仍然是术前三尖瓣病理解剖评估的主要手段，特别是用于预测基于缘对缘的装置修复的可行性。如图 13.1 所示，关键的 TEE 切面包括四腔切面、三尖瓣右心室流入流出道 X-plane 抓捕切面（显示隔瓣和前/后瓣叶进行瓣叶抓捕），以及胃底基部短轴切面（评估三尖瓣反流束和隔瓣活动性）[13]。计算机断层扫描对于明确三尖瓣装置的解剖结构也具有重要作用（详见第 7 章）。所有基于对合的治疗策略都需要精确测量三尖瓣的最大前后径和隔侧径、右心室几何形态，以及三尖瓣至右心室心尖的最大距离[14]。此外，在 CT 矢状位重建图像上，可以绘制垂直连线，将瓣环平面与右心室间隔游离壁连接，从而选择基于间隔器的对合装置的目标锚定位置[15]。CT 成像还可用于评估静脉通路（如左锁骨下静脉或腋静脉）的大小，以确定是否适用于基于间隔器的对合装置[3]。

尽管缺乏严格的 TTVI 修复策略选择指南，但专家共识建议，基于缘对缘对合的装置可应用于瓣环扩张且瓣叶拴系轻度至中度的患者，特别是在反流束主要位于前隔或中心位置时[16]。证据还表明，当最大测量的对合裂隙大小不超过 7mm 时，这种缘对缘对合策略的三尖瓣修复成功的可能性增加[17, 18]，这强调了精确超声评估的重要性。而当瓣叶拴系轻微时，应用瓣环环缩装置可能就足够了。对瓣叶拴系严重和（或）对合裂隙大的晚期右心室重构患者，通常需要进行 TTVR 或 CAVI[16]。

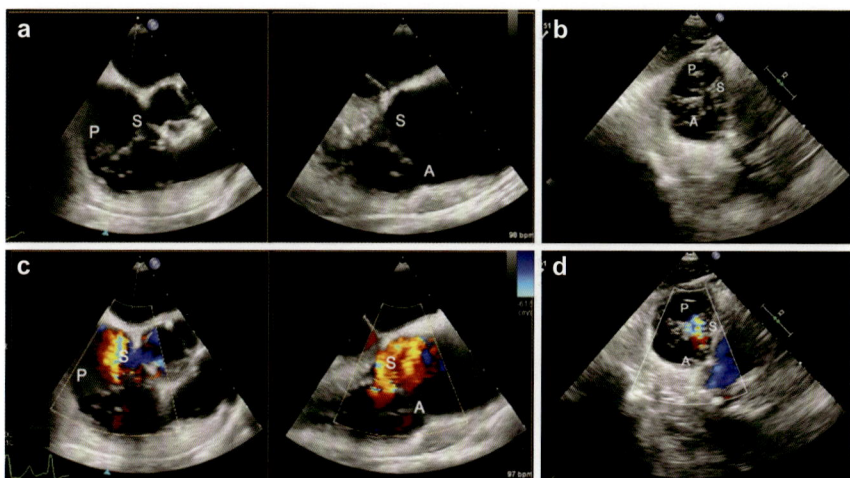

图 13.1　术前 TEE 评价三尖瓣反流。术前 TEE 是确定三尖瓣瓣叶病理解剖的必要条件。（a）右心室流入（左）和 X-plane 抓捕（右）切面。（b）经胃底切面显示由瓣环扩张导致的中心性瓣叶对合缺失。（c，d）上述切面的多普勒彩色血流图显示严重的三尖瓣反流。A，anterior leaflet of the tricuspid valve，三尖瓣前叶；P，posterior leaflet of the tricuspid valve，三尖瓣后叶；S，septal leaflet of the tricuspid valve，三尖瓣隔叶；TEE，transesophageal echocardiography，经食管超声心动图

◎ 基于缘对缘对合的装置

日前，基于缘对缘对合的策略是治疗功能性二尖瓣反流最常用的经导管介入技术。目前有许多装置，包括 TriClip（Abbott Structural Heart, San-ta Clara，加利福尼亚州）、PASCAL（Edwards Lifesciences LLC, Irvine，加利福尼亚州）和 FORMA（Edwards Lifesciences LLC）系统等。

◇ TriClip

鉴于广泛的可用性和术者的熟悉度，TriClip 通常用于治疗二尖瓣反流的 MitraClip 系统（Abbott Structural Heart, Santa Clara, 加利福尼亚州），已成为功能性三尖瓣反流患者进行 TTVI 的首选（超适应证非正规应用）（图 13.2a）。事实上，MitraClip 在 TriValve 登记研究的患者中使用率达 66%[19]。可以用一个或多个夹子通过夹合前隔叶使三尖瓣瓣膜二叶

化（图 13.3）。夹子系统还可用于连接隔瓣与前瓣和后瓣，形成三个小孔，从而直接减小瓣叶对合间隙，并抵消瓣环扩张[20, 21]。早期研究显示，三叶草技术在减小隔侧三尖瓣瓣环直径方面可能更有效[21]。除功能性三尖瓣反流患者外，MitraClip 系统在退行性和导线相关三尖瓣反流以及大的瓣叶缺损患者中也有不同程度的成功应用[22-24]。

MitraClip TTVI 的结果显示出早期前景。在欧洲一项多中心登记研究中，Nickenig 等报道了 64 名中度或以上三尖瓣反流具有外科高风险的患者的治疗结果，97% 的患者成功植入装置，没有术中死亡、卒中或主要血管并发症，院内死亡率为 5%，91% 的患者三尖瓣反流至少降低一个等级，并且 NYHA 功能分类和 6 分钟步行距离均有所改善[25]。Orban 等[26]的研究也证实了这些结果，该研究对 50 名重度三尖瓣反流患者进行了缘对缘对合修复；6 个月时，患者死亡率为 16%，90% 的患者超声心动图显示三尖瓣反流等级至少降低了一级。

最近报道了 TRILUMINATE 试验（使用专门的三尖瓣 TriClip 系统）的一年结果。这是一项前瞻性、多中心、早期可行性研究，评估了 85 名接受 TriClip 植入的症状性中度或重度三尖瓣反流患者[27]。在一年内，

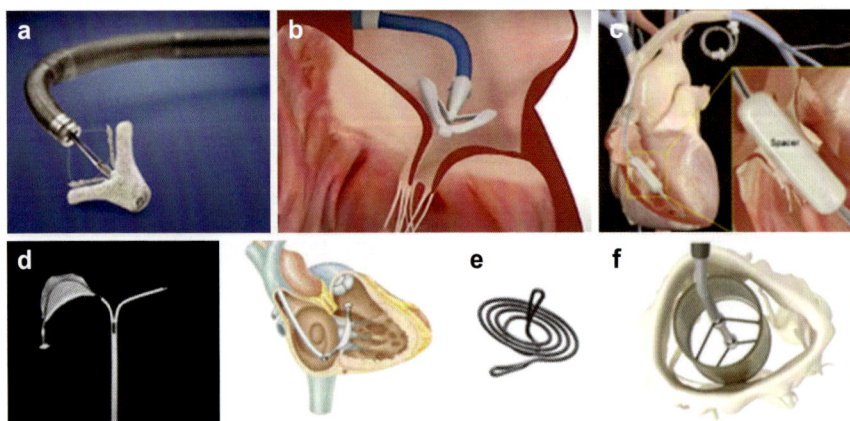

图 13.2　临床上使用和开发的各个阶段基于对合技术的装置。具体显示为 TriClip（a），PASCAL（b），Forma（c），Cerclge – TR Block（d），Mistral（e）和 CroíValve（f）系统

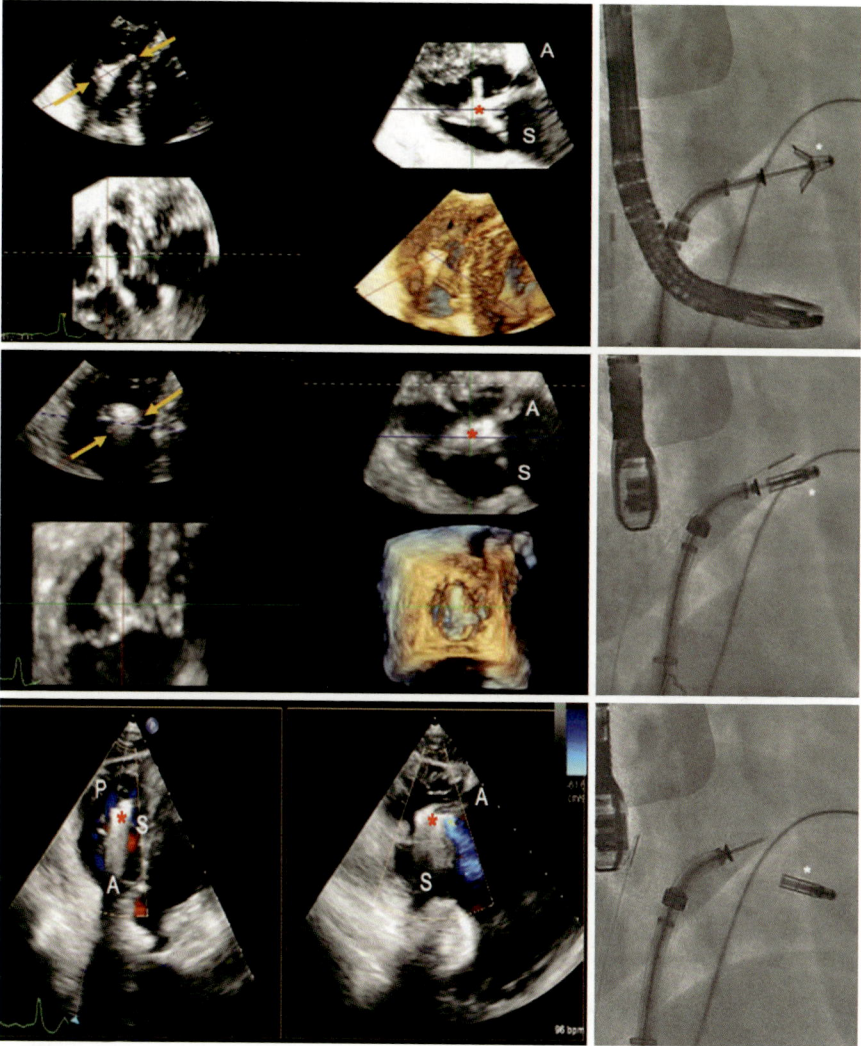

图 13.3　采用 MitraClip 系统进行经导管三尖瓣修复术的术中经食管超声心动图及透
视影像。术中 TEE 显示的是 MitraClip 装置，它使用一个或多个夹子使三尖
瓣二叶化。（a, b）可见该装置（黄色箭头和红色星号）正在抓住前叶和隔叶。
（c）释放后，TEE 显示轻度残留三尖瓣反流。同时显示的是（d）装置在右
心室打开用于抓取，（e）前叶和隔叶被抓取，以及（f）装置释放的透视图
像。A, anterior leaflet of the tricuspid valve, 三尖瓣前叶；P, posterior leaflet
of the tricuspid valve, 三尖瓣后叶；S, septal leaflet of the tricuspid valve, 三
尖瓣隔叶；TEE, transesophageal echocardiography, 经食管超声心动图

87% 的受试者三尖瓣反流程度降低，并且 NYHA Ⅰ/Ⅱ 级患者的比例从基线的 22% 增加到一年后的 80%，全因死亡率仅为 5.9%，30 天后没有发生装置相关的不良安全事件，这验证了使用 TriClip 系统修复三尖瓣反流的安全性和耐久性 [28]。TRILUMINATE Pivotal 试验（NCT03904147）是一项正在进行的前瞻性、多中心、随机对照试验，比较了 TriClip 系统与药物治疗的效果。

然而，TriClip 系统也存在一些局限性。首先，三尖瓣的前置位置可能会影响术中 TEE 评估。在这些情况下，可以考虑使用腔内超声以确保与装置同轴对准，避免输送导管对三尖瓣瓣叶声影产生影响，从而改善抓捕瓣叶时瓣叶进入的确定性 [29]。在右心房内操控 Clip 系统有时也会受到限制，这需要使用替代策略如 "miskey" 技术，逆时针插入 90°[23]。此外，功能性三尖瓣反流患者通常有较大的对合裂隙，需要多次抓捕尝试和多个夹子。起搏器导线也可能对三尖瓣瓣叶造成重大挑战，包括声影、瓣叶拴系或干扰 Clip 输送系统。最后，相对较小的右心室下瓣空间可能会导致 Clip 输送系统与三尖瓣或其腱索缠绕 [3, 30]。

TriClip 系统即将获得 CE 批准，下一代 TriClip NTR 和 XTR 装置的经验也将不断增加，必将改善临床和手术结果。鉴于三尖瓣及其相关的对合裂隙往往比二尖瓣大，XTR 系统较长的抓捕臂在减少三尖瓣反流方面可能特别有效 [16]。

◇ PASCAL

PASCAL 系统由两个鳍状、独立可闭合的夹子（长约 25mm，宽约 10mm）和一个中央间隔物组成（图 13.2b），最初用于治疗二尖瓣反流 [31]。它通过 22-Fr 可操控导管鞘、可操控导管和植入导管进行输送，如果需要，可以重新定位和回收装置 [3]。PASCAL 系统的特性包括抓捕臂较大和较宽、存在中央间隔物以及能够独立抓捕瓣叶，这些都可能为该系统在 TTVI 中的独特应用显示出优势 [32]。

最近一项多中心观察性研究报道了 PASCAL 系统的可行性、安全性、短期耐久性和临床结果。28 例严重三尖瓣反流和心力衰竭患者接受了 PASCAL 系统的同情使用，手术成功率为 86%，没有术中并发症，总体

30 天死亡率为 7.1%。此外，1 个月时 NYHA 功能等级≥Ⅲ级的患者比例从基线的 100% 下降到 12% ；在 30 天术后随访中，85% 的患者三尖瓣反流降至中度及以下 [33]。虽然这份早期报告显示了 PASCAL 系统有显著的临床改善效果，但仍需要更大的前瞻性研究和临床试验以评估其长期安全性和耐久性。

◇ **FORMA**

FORMA 装置通过使用被动扩展、填充泡沫的气球来占据反流口区域，并减少瓣叶对合裂隙（图 13.2c）。该装置通过左锁骨下 - 腋窝途径（使用 20 ～ 24 Fr 鞘引导器），通过固定在右心室顶点的导轨递送。目前，该装置有三种尺寸（12mm、15mm 和 18mm），完全可回收，并且在处理其他系统无法修复的大对合裂隙方面具有独特的能力 [11]。

FORMA 系统自 2015 年首次在人体中使用以来，取得了很大进展 [34]。Perlman 等报告了 18 例接受 FORMA 系统治疗的严重三尖瓣反流患者的 1 年结果，手术成功率为 89%（两例不成功的手术分别为右心室穿孔需要开胸手术和装置移位），1 年内没有死亡，79% 的患者 NYHA 功能等级为Ⅰ/Ⅱ级，6 分钟步行测试的平均成绩也有类似改善。最后，46% 的患者三尖瓣反流为中度及以下。这些都证明了 FORMA 系统的中期安全性和有效性 [14]。

最近，FORMA 美国早期可行性研究（US EFS）报道了 29 例严重功能性三尖瓣反流患者的短期和中期结果 [35]，患者 30 天死亡率为 7%，1 年死亡率为 31%。此外，分别有 20% 和 31% 的患者在 30 天和 1 年时 NYHA 功能等级为Ⅰ级。在配对分析中，平均腔静脉收缩幅度和有效反流口面积有相似的改善。尽管该系统的可行性得以证明，并且患者心力衰竭症状和生活质量得到改善，但美国 EFS 提出了一些尚未解决的安全问题 [36]。有趣的是，这些结果与 Asmarats 等对 19 例使用 FORMA 系统进行 TTVI 的患者的研究结果相反。该研究的长期结果表明，在高手术风险患者中，FORMA 系统具有良好的安全性和持续的功能改善作用，患者三尖瓣反流严重程度明显降低 [37]。

上述初步发现推动了第二代 FORMA 系统的多项改进工作。例如，现在可以使用更大的隔离器来解决"瀑布"式的极重度三尖瓣反流。此外，通过新的护套和不透射线的定位指示器，装置锚定得到了改进[38]。使用 Edwards 三尖瓣导管修复系统（SPACER）修复三尖瓣反流的试验（NCT02787408）正在进行，其纳入了 78 名参与者，将进一步阐明该系统的安全性、有效性和耐久性。

◇ 其他试验中装置

本小节将简要讨论三种试验性、基于对合的装置——Cerclage-TR 装置（Tau-PNU Medical）、Mistral 装置（Mitralix）和 CroíValve 系统（CroíValve）。

Cerclage-TR 装置

该系统使用一个隔叶延长术（一层软膜附着在斜穿过三尖瓣的主干柱上）来补偿反流口（图 13.2d）。在临床前研究中，该技术被证明在 5 只猪模型中使三尖瓣反流至少降低了一个等级[39]。然而，还需要进一步的研究和人体试验研究来验证这些结果的前景。

Mistral 装置

Mistral 装置是一种螺旋形装置，目标是三尖瓣装置的腱索（图 13.2e）。该装置通过 8.5-Fr 输送系统输送，在右心室内旋转以抓住两个相邻瓣叶的腱索，从而将它们拉在一起以增强对合[40]。目前，已有 8 例全球首例使用和 4 例同情使用病例的报道，随访时间不等（1～12 个月）。在 12 名患者中，10 例手术成功，5 例患者三尖瓣反流严重程度显著降低[41]。与 Cerclage-TR 装置系统一样，其还有必要进行进一步的临床评估，以确认其安全性和有效性。

CroíValve 系统

CroíValve 系统是一种基于缘对缘对合的策略，装置锚定在上腔静脉中，并作为隔离物放置在三尖瓣瓣叶之间，从而减小反流口（图 13.2f）。该装置还包括一个内部装置，增加了通过瓣膜的舒张期血流，从而降低装置血栓形成的风险。临床前研究显示出了早期前景，急性和慢性可行性研究正在进行中[42]。

◎ 结　论

经导管三尖瓣介入正在迅速成为具有外科高风险患者的三尖瓣手术的可行替代方案。在经导管三尖瓣介入修复策略中，基于缘对缘对合的装置对三尖瓣瓣环扩张且瓣叶拴系轻度至中度的患者特别有效。术前 TEE 和 CT 影像对于手术计划的成功实施也是至关重要的。在过去 10 年中，三种主要的缘对缘对合技术——TriClip、PASCAL 和 FORMA 系统已经出现，具有不同的临床和超声心动图结果。正在进行的临床试验的结果无疑将揭示这些装置的长期有效性和耐久性。

作者披露
Tang 博士收取 Abbott Structural Heart 的演讲费并担任顾问。其他作者没有披露利益冲突。

参考文献

[1] Stuge O, Liddicoat J. Emerging opportunities for cardiacsurgeons within structural heart disease. J Thorac Cardiovasc Surg, 2006, 132(6): 1258-1261.

[2] Rodes-Cabau J, Taramasso M, O'Gara PT. Diagnosis and treatment of tricuspid valve disease: Current and future perspectives. Lancet, 2016, 388(10058): 2431-2442.

[3] Asmarats L, Puri R, Latib A, et al. Transcatheter tricuspid valve interventions: Landscape, challenges, and future directions. J Am Coll Cardiol, 2018, 71(25): 2935-2956.

[4] Singh JP, Evans JC, Levy D, et al. Prevalence and clinical determinants of mitral, tricuspid, and aortic regurgitation (the Framingham Heart Study). Am J Cardiol, 1999, 83(6): 897-902.

[5] Topilsky Y, Nkomo VT, Vatury O, et al. Clinical outcome of isolated tricuspid regurgitation. JACC Cardiovasc Imaging, 2014, 7(12): 1185-1194.

[6] Nath J, Foster E, Heidenreich PA. Impact of tricuspid regurgitation on long-term survival. J Am Coll Cardiol, 2004, 43(3): 405-409.

[7] Kilic A, Saha-Chaudhuri P, Rankin JS, et al. Trends and outcomes of tricuspid valve surgery in North America: An analysis of more than 50, 000 patients from the Society of Thoracic Surgeons database. Ann Thorac Surg, 2013, 96(5): 1546-

52, discussion 52.

[8] Zack CJ, Fender EA, Chandrashekar P, et al. National trends and outcomes in isolated tricuspid valve surgery. J Am Coll Cardiol, 2017, 70(24): 2953-2960.

[9] Alqahtani F, Berzingi CO, Aljohani S, et al. Contemporary trends in the use and outcomes of surgical treatment of tricuspid regurgitation. J Am Heart Assoc, 2017, 6(12)

[10] Nishimura RA, Otto CM, Bonow RO, et al. 2014 AHA/ACC guideline for the management of patients with valvular heart disease: A report of the American College of Cardiology/American Heart Association Task Force on Practice Guidelines. J Am Coll Cardiol, 2014, 63(22): e57-e185.

[11] Asmarats L, Taramasso M, Rodes-Cabau J. Tricuspid valve disease: Diagnosis, prognosis and management of a rapidly evolving field. Nat Rev Cardiol, 2019, 16(9): 538-554.

[12] Taramasso M, Hahn RT, Alessandrini H, et al. The international multicenter TriValve registry: Which patients are undergoing transcatheter tricuspid repair? JACC Cardiovasc Interv, 2017, 10(19): 1982-1990.

[13] Tang GHL. Tricuspid clip: Step-by-step and clinical data. Interv Cardiol Clin, 2018, 7(1): 37-45.

[14] Perlman G, Praz F, Puri R, et al. Transcatheter tricuspid valve repair with a new transcatheter coaptation system for the treatment of severe tricuspid regurgitation: 1-year clinical and echocardiographic results. JACC Cardiovasc Interv, 2017, 10(19): 1994-2003.

[15] Naoum C, Blanke P, Cavalcante JL, et al. Cardiac computed tomography and magnetic resonance imaging in the evaluation of mitral and tricuspid valve disease: Implications for transcatheter interventions. Circ Cardiovasc Imaging, 2017, 10(3).

[16] Ho EC, Ong G, Fam NP. Transcatheter tricuspid valve intervention: A practical algorithm for patient selection. Curr Opin Cardiol, 2019, 34(2): 164-172.

[17] Besler C, Orban M, Rommel KP, et al. Predictors of procedural and clinical outcomes in patients with symptomatic tricuspid regurgitation undergoing transcatheter edge-to-edge repair. JACC Cardiovasc Interv, 2018, 11(12): 1119-1128.

[18] Hausleiter J, Braun D, Orban M, et al. Patient selection, echo-cardiographic screening and treatment strategies for interventional tricuspid repair using the edge-to-edge repair technique. EuroIntervention, 2018, 14(6): 645-653.

[19] Taramasso M, Alessandrini H, Latib A, et al. Outcomes after current transcatheter tricuspid valve intervention: Mid-term results from the international TriValve registry. JACC Cardiovasc Interv, 2019, 12(2): 155-165.

[20] Latib A, Mangieri A, Agricola E, et al. Percutaneous bicuspidalization of the tricuspid valve using the MitraClip system. Int J Cardiovasc Imaging, 2017, 33(2): 227-228.

[21] Braun D, Orban M, Orban M, et al. Transcatheter edge-to-edge repair for severe tricuspid regurgitation using the triple-orifice technique versus the bicuspidalization technique. JACC Cardiovasc Interv, 2018, 11(17): 1790-1792.

[22] Fam NP, Ho EC, Ahmed N, et al. Transcatheter edge-to-edge repair of lead-associated tricuspid regurgitation. EuroIntervention, 2017, 13(10): 1166-1167.

[23] Braun D, Nabauer M, Orban M, et al. Transcatheter treatment of severe tricuspid regurgitation using the edge-to-edge repair technique. EuroIntervention, 2017, 12(15): e1837-e1844.

[24] Fam NP, Ho EC, Edwards J, et al. Edge-to-edge repair of a large anterior leaflet notch with severe tricuspid regurgitation. EuroIntervention, 2018, 14(6): 654-655.

[25] Nickenig G, Kowalski M, Hausleiter J, et al. Transcatheter treatment of severe tricuspid regurgitation with the edge-to-edge MitraClip technique. Circulation, 2017, 135(19): 1802-1814.

[26] Orban M, Besler C, Braun D, et al. Six-month outcome after transcatheter edge-to-edge repair of severe tricuspid regurgitation in patients with heart failure. Eur J Heart Fail, 2018, 20(6): 1055-1062.

[27] Nickenig G, Weber M, Lurz P, et al. Transcatheter edge-to-edge repair for reduction of tricuspid regurgitation: 6-month outcomes of the TRILUMINATE single-arm study. Lancet, 2019, 394(10213): 2002-2011.

[28] Nickenig G, on behalf of the TRILUMINATE investigators. Percutaneous edge-to-edge repair for tricuspid regurgitation: Initial 1-year outcomes from the TRILUMINATE clinical trial. Presented at: PCR London Valves 2019. November 18, 2019.

[29] Pozzoli A, Taramasso M, Zuber M, et al. Transcatheter tricuspid valve repair with the MitraClip system using intracardiac echocardiography: Proof of concept. EuroIntervention, 2017, 13(12): e1452-e1453.

[30] Braun D, Orban M, Nabauer M, et al. Transcatheter treatment of severe tricuspid regurgitation using the edge-to-edge repair technique in the presence and absence of pacemaker leads. JACC Cardiovasc Interv, 2017,

10(19): 2014-2016.

[31] Praz F, Spargias K, Chrissoheris M, et al. Compassionate use of the PASCAL transcatheter mitral valve repair system for patients with severe mitral regurgitation: A multicentre, prospective, observational, first-in-man study. Lancet, 2017, 390(10096): 773-780.

[32] Fam NP, Ho EC, Zahrani M, et al. Transcatheter tricuspid valve repair with the PASCAL system. JACC Cardiovasc Interv, 2018, 11(4): 407-408.

[33] Fam NP, Braun D, von Bardeleben RS, et al. Compassionate use of the PASCAL transcatheter valve repair system for severe tricuspid regurgitation: A multicenter, observational, first-in-human experience. JACC Cardiovasc Interv, 2019, 12(24): 2488-2495.

[34] Campelo-Parada F, Perlman G, Philippon F, et al. First-in-man experience of a novel transcatheter repair system for treating severe tricuspid regurgitation. J Am Coll Cardiol, 2015, 66(22): 2475-2483.

[35] Kodali S, Hahn R, Babaliaros V, et al. TCT-4 Transcatheter tricuspid valve repair in patients with functional tricuspid regurgitation: 2-year outcomes from the FORMA US early feasibility study. J Am Coll Cardiol, 2019, 74(13 Supplement): B4.

[36] Muntane-Carol G, Del Val D, Bedard E, et al. Transcatheter innovations in tricuspid regurgitation: FORMA device. Prog Cardiovasc Dis, 2019.

[37] Asmarats L, Perlman G, Praz F, et al. Long-term outcomes of the FORMA transcatheter tricuspid valve repair system for the treatment of severe tricuspid regurgitation. J Am Coll Cardiol Intv, 2019, 12(15): 1438.

[38] Asmarats L, Philippon F, Bedard E, et al. FORMA tricuspid repair system: Device enhancements and initial experience. EuroIntervention., 2019, 14(16): 1656-1657.

[39] Chon MK, Jung SM, Lee SY, et al. TCT-18 novel concept of catheter-based treatment for tricuspid regurgitation (Cerclage-TR block): A preliminary animal experiment in a swine model. J Am Coll Cardiol, 2018, 72(13 Supplement): B8.

[40] Curio J, Demir OM, Pagnesi M, et al. Update on the current landscape of transcatheter options for tricuspid regurgitation treatment. Interv Cardiol, 2019, 14(2): 54-61.

[41] Planer D. The Mistral Device (Mitralix): Device features and first-in-human data. Presented at: TVT 2019. June 12, 2019.

[42] Quinn M. CroíValve percutaneous tricuspid coaptation valve. Presented at: TVT 2019. June 12, 2019.